种植支抗
在正畸治疗中的创新应用

ORTHODONTIC MINI-IMPLANTS

INNOVATIVE CLINICAL APPLICATIONS

主　编　龙　虎　韩向龙

副主编　赖文莉　李晓龙　蒲玲玲

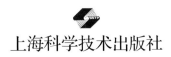

上海科学技术出版社

图书在版编目（ＣＩＰ）数据

种植支抗在正畸治疗中的创新应用 / 龙虎，韩向龙
主编. -- 上海 ：上海科学技术出版社，2022.9（2025.4 重印）
　　ISBN 978-7-5478-5742-7

　　Ⅰ．①种… Ⅱ．①龙… ②韩… Ⅲ．①口腔正畸学
Ⅳ．①R783.5

　　中国版本图书馆CIP数据核字(2022)第131758号

种植支抗在正畸治疗中的创新应用
主编　龙　虎　韩向龙
副主编　赖文莉　李晓龙　蒲玲玲

上海世纪出版(集团)有限公司
上 海 科 学 技 术 出 版 社　出版、发行
(上海市闵行区号景路159弄A座9F-10F)
邮政编码201101　www.sstp.cn
上海雅昌艺术印刷有限公司印刷
开本 787×1092　1/16　印张 14.25
字数 280千字
2022年9月第1版　2025年4月第4次印刷
ISBN 978-7-5478-5742-7/R·2518
定价：168.00元

本书如有缺页、错装或坏损等严重质量问题，请向印刷厂联系调换

内容提要

随着正畸技术的发展，正畸科医师正面临越来越多的疑难病例的挑战。在制订了一个最佳正畸治疗方案后，支抗控制是治疗成功的关键性因素之一。相比于传统支抗，种植支抗已逐渐成为正畸科医师控制牙移动的一种有力"武器"。

本书根据种植支抗在正畸治疗中应用的理论知识和编者的实际临床操作经验，详细阐述了种植支抗的植入步骤和植入技巧。本书还系统总结了种植支抗与固定矫治和隐形矫治联合使用的各类临床应用：加强后牙支抗、磨牙远中移动、Albert曲长距离近中移动下颌磨牙、阻生牙牵引和骨性扩弓等。另外，在种植支抗的临床使用中，正畸科医师不可避免地会遇到各类并发症，书中详细总结了各类并发症的表现和处理方式。

本书图文并茂、可读性强，对广大正畸科医师很有助益。

编者名单

主　编

龙　虎　韩向龙

副主编

赖文莉　李晓龙　蒲玲玲

编　者

（按姓氏笔画排序）

马文强　王　艳　叶年嵩　邝芊允　刘　璐　杜书芳

吴妍青　林东尔　周　红　周　杨　周　静　单　迪

洪慧仪　凌　媛　鄢鑫语　简　繁

绘　图

龙　虎　刘　璐　邝芊允　周　静　蒲玲玲　吴妍青

主编简介

龙　虎

　　四川大学华西口腔医学院博士，美国哈佛大学医学院博士后，四川大学华西口腔医院正畸科副教授、硕士研究生导师。中华口腔医学会口腔正畸专业委员会青年委员、四川省口腔医学会镇静镇痛专业委员会副主任委员、四川省口腔医学会计算机及数字化口腔医学专业委员会委员。作为负责人主持2项国家自然科学基金项目、1项国际合作项目、1项省部级研究项目和1项中华医学会正畸临床研究项目。目前发表SCI论文67篇，其中以第一作者或通讯作者发表35篇；作为第一发明人获

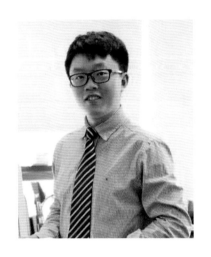

得5项国家发明专利授权。担任 *Frontiers in Physiology* 杂志副主编，担任 *AJODO*、*Angle Orthodontist*、*EJO*、*IJOS*、*EJOS*、*Neuropeptides*、*Ageing Research Review*、*Neuroscience Letter* 和 *Progress in Orthodontics* 等多本权威专业SCI杂志的审稿专家。主编《正畸临时支抗系统：临床工作手册》，参编《口腔正畸隐适美隐形矫治技术》，参译 *Clinical Cases in Orthodontics* 和 *Orthodontically Driven Corticotomy*。是腭侧种植钉装置配合隐形矫治高效远移磨牙技术和种植钉辅助下颌磨牙高效近中移动Albert曲技术的发明人。开发出国际上第一个评价隐形矫治难度的CAT-CAT系统（Clear Aligner Treatment Complexity Assessment Tool），并发表在国际权威SCI杂志上，开放给全球隐形矫治医师使用。学术成果得到国内外同行专家认可，曾受邀在美国西雅图召开的国际牙科研究协会（IADR）会议上做大会发言。

韩向龙

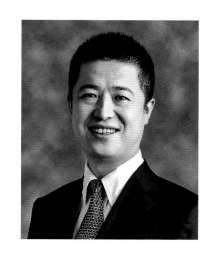

四川大学华西口腔医学院博士，教授、博士研究生导师。学术任职包括 Edward H. Angle 正畸协会（EHASO）院士、国际牙医师学院（ICD）院士、中华口腔医学会口腔美学专业委员会副主任委员、中国卫生信息与健康医疗大数据学会口腔医学专业委员会副主任委员、中华口腔医学会正畸专业委员会委员、四川省口腔医学会正畸专业委员会副主任委员、《华西口腔医学杂志》常务编委、四川省卫生健康委员会学术与技术带头人。主持国家自然科学基金项目5项、省部级项目5项，发表学术论文100余篇，参编《当代实用口腔正畸技术与理论》《口腔正畸学：基础、技术与临床》《口腔正畸策略、控制与技巧》等专著10部。是 *Angle Orthodontist*、*European Journal of Orthodontics*、*The Korean Journal of Orthodontics*、*Progress in Orthodontics*、*Oral Disease* 等国际学术期刊审稿人，多次受邀在国际、国内学术会议做报告，曾获IADR/Unilever Hatton奖、ASBMR奖、Webster Jee奖、四川省科学技术进步奖一等奖（排名第三）和三等奖（排名第六）各1项。授权国家发明专利14项，发明了以动力自适应（DSA）自锁托槽、光固化温敏变色正畸粘接剂为代表的正畸产品。

副主编简介

赖文莉

四川大学华西口腔医学院正畸学系主任、教授、博士研究生导师，日本新潟大学博士后。学术任职包括中华口腔医学会正畸专业委员会常委、四川省口腔医学会镇静镇痛专业委员会主任委员、四川省口腔医学会口腔正畸专业委员会副主任委员、国际牙医师学院院士（ICD）、国际正畸协会会员（WFO）。担任《国际口腔医学杂志》常务编委，多本SCI杂志（如*AJODO*、*AOB*、*EJO*、*Angle*、*EJOS*、*JOP*和《华西口腔医学杂志》等）审稿专家。以舒适化正畸治疗的基础研

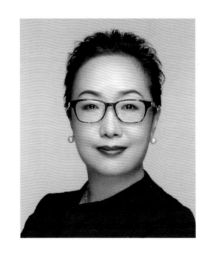

究和临床研究为主要研究方向，主持国家自然科学基金4项及省部级科学研究基金7项，已发表论文130余篇，其中SCI收录60余篇（包括4篇*Journal of Dental Research*文章）。在2013年、2014年、2015年、2017年、2018年和2019年6次获得International Align Research Awards，是第一届隐适美亚太区专家委员会成员。近年来，在西班牙、日本、新加坡、尼泊尔和国内各大院校进行了百余场相关演讲，还在2014年、2016年、2018年、2020年和2021年隐形矫治亚太峰会和2015年隐形矫治欧洲峰会上做大会发言，展示复杂拔牙病例，引起强烈反响。开发出国际上第一个评价隐形矫治难度的CAT-CAT系统。该评价系统得到国外同行的认可，并发表在国际权威SCI杂志上，开放给全球隐形矫治医师使用。

李晓龙

哈佛大学牙学院/四川大学华西口腔医学院联合培养博士,四川大学华西口腔医院正畸科讲师。中华口腔医学会正畸专业委员会会员,四川省口腔医学会镇静镇痛专业委员会秘书、委员,世界正畸联盟(WFO)会员,隐适美隐形矫治资深医师。主持及参与国家级、省部级科研项目6项。在国内外颇具影响力的杂志发表学术论文10余篇,参编专著2部,获得多项正畸相关的国家专利授权。

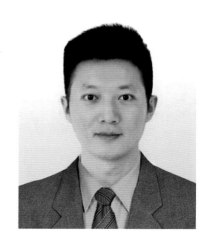

蒲玲玲

四川大学华西口腔医学院正畸学硕士、颌面外科硕士。中华口腔医学会正畸专业委员会(COS)会员,Ormco公司临床讲师。担任国际SCI杂志*Frontiers in Physiology*编委,发表SCI论文6篇,获得2项正畸相关的国家专利授权,包括:可用于隐形矫治的推磨牙向远中移动的矫治方法及矫治装置,可与种植支抗完美结合,实现高效长距离推磨牙向远中移动;可用于隐形矫治配合种植钉的长距离近中移动磨牙的矫治方法和矫治装置,实现高效下颌磨牙近中移动,解决了下颌磨牙近中移动的临床难题。是腭侧种植钉装置配合隐形矫治高效远移磨牙技术和种植钉辅助下颌磨牙高效近中移动Albert曲技术的合作发明人。

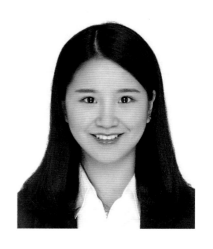

前　言

随着正畸技术的发展以及正畸疑难病例数量的不断增加，种植支抗的适应证越来越广。近几年，我发现一些正畸科医师对种植钉的植入技巧和使用方式有了强烈的兴趣，他们在传统正畸技术的基础上，希望将种植钉运用于临床，解决传统正畸支抗控制的瓶颈，以实现更复杂的牙移动，这也是我们编写本书的初衷。

种植支抗的使用给临床治疗正畸疑难病例带来了很大的突破。有了种植钉作为骨性支抗，我不仅可运用它来实现常规的正畸牙移动，如加强后牙支抗内收前牙，同时也尝试更复杂的牙移动，包括各类高难度的牙移动（如长距离近中移动磨牙）、复杂阻生牙的牵引（如复杂低位阻生磨牙）和复杂转矩的改正等。另外，我们也将种植支抗在上颌骨骨性牵引和扩弓以及在多学科治疗中进行巧妙应用。

华西口腔医学院正畸科每一年都会给正畸学系新进科的研究生、规培生和进修生开设正畸科的系统课程，从正畸技术的基础到临床，内容全面丰富。学生们通过课程理论和操作的学习，再结合导师指导下的正畸病例实践，成长迅速。我本人也是这样过来的，受益匪浅，在此请允许我由衷地对"华西口腔"的前辈和老师表达我的感激之情。我现在转换角色了，在这门正畸科的系统课程中负责"种植支抗在正畸治疗中的应用"的教学工作。这节课的学习强度很高，是一天的课程，上午是关于种植支抗的理论学习，下午是关于种植支抗的操作学习，学生们在模型上进行种植支抗植入的实践操作。我十分乐于分享，我每一年都会更新课件，以便让学生们学习到关于种植钉的前沿知识。本书的内容是以我的课程内容为蓝本编写的，内容涉及种植支抗的基础、植入技巧和植入部位、临床应用和并发症的处理。

隐形矫治是近年来新兴的技术，种植钉联合隐形矫治可以实现很多仅用隐形矫治器难以实现的牙移动，书中也对此做了介绍，希望对广大正畸科医师有所帮助。

我衷心感谢我的导师赖文莉教授，她带我进入正畸科的学术殿堂，并手把手教我正畸科的临床技能。同时，衷心感谢所有的编者，是他们的不懈努力，完成了各类病例的治疗和病史资料的收集。阿基米德曾经说过："给我一个支点，我能撬起整个地球。"我经常和正畸科医师同行共勉："给我一颗钉子，我能移动所有牙齿。"面对复杂的牙移动，作为正畸科医师，尤其是年轻的正畸科医师，需要有勇气去挑战困难、克服困难，静下心来钻研正畸生物力学和学习临床新技术。我相信，本书中所展示的矫治方法会鼓励更多的正畸科医师使用种植钉实现疑难的正畸牙移动，它会让更多的患者受益，并带来挑战更复杂牙移动的信心。

由于水平有限，书中可能出现不足，恳请各位同行指正，以便我们携手将种植支抗在正畸治疗中的应用日臻完善。

最后，我想用一段英文表达自己此刻心情，并与大家共勉。

While finishing writing this textbook, I looked up into the vast darkness of the sky and all sorts of feelings feeded into my mind. When I was studying orthodontics and seeing patients during my graduate study, I was dubious about myself and often asked myself: "Are you able to treat these difficult orthodontic patients independently?".

This question has always been motivating me to advance my knowledge and techniques and to push myself to the limits!

龙 虎
2022 年 5 月
于成都

目　录

第一章

种植支抗在正畸治疗中的应用概论

第一节　导　言

支抗控制是正畸牙移动的灵魂，任何正畸牙移动都必须考虑到提供牙移动作用力的支抗系统。支抗可以是口外支抗，也可以是牙支抗（图1-1）。

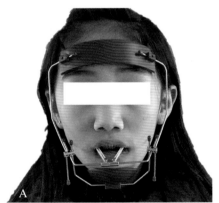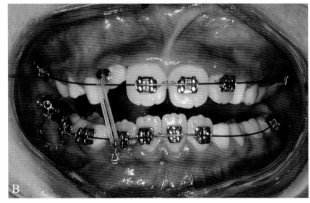

图1-1　A. 口外支抗。该患者通过上颌骨前牵引装置，以额部和颏部为支抗，重力牵引上颌骨，促进上颌骨发育。B. 牙支抗。该患者通过上、下颌侧切牙的交互支抗牵引12牙和42牙。

随着材料科学的发展和正畸技术的更新，种植支抗作为一种绝对支抗，在正畸治疗中的应用越来越广，可以实现许多传统支抗难以实现的正畸牙移动（图1-2）。种植支抗在正畸治疗中的应用遵循生物力学原则，如何巧妙地设计种植支抗的植入位置和力学的三维设计至关重要（图1-3）。

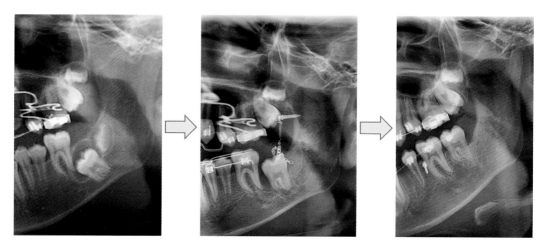

图1-2　巧妙设计生物力学牵引低位阻生伴含牙囊肿的37牙。在下颌升支植入种植钉，通过种植钉对37牙施加远中、殆方和颊侧的作用力，可实现低位阻生37牙的高效正畸牵引，且治疗后含牙囊肿区牙槽骨恢复良好。

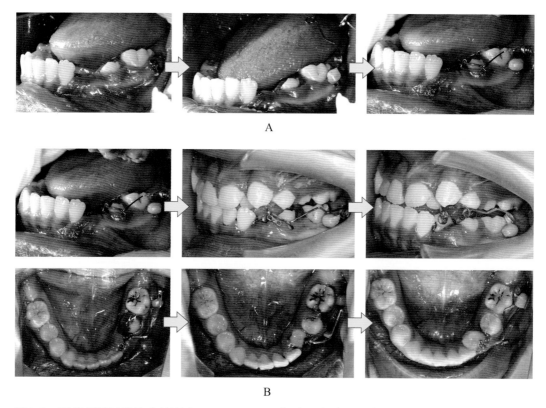

图1-3　下颌颊棚区种植支抗配合cantilever spring牵引阻生牙。A. 在下颌颊棚区植入种植钉，将cantilever spring固定在颊棚区种植钉上，三维设计cantilever spring的牵引力方向。B. 种植钉配合cantilever spring能高效牵引阻生牙。

第二节　种植支抗在正畸治疗中应用的起源和发展

1945年，Gainsforth和Higley两位学者第一次将外科钴铬钼合金的螺钉植入犬的下颌升支，尝试用于上颌牙列的远中移动（图1-4）。然而，不幸的是，所有的螺钉在1个月之内都脱落了。之后，由于种植支抗的稳定性不理想，正畸种植支抗技术陷入了学科的黑暗时期。

1964年，Branemark团队将钛合金螺钉植入缺牙区，5年后观察到螺钉与骨紧密结合，且无异常的组织炎症反应。观察到种植体在牙槽骨内5年的稳定性，Linkow学者在1969年将下颌骨内片状种植体通过Ⅱ类牵引用于上前牙内收（图1-5），从而开启了种植支抗辅助正畸治疗的新篇章。

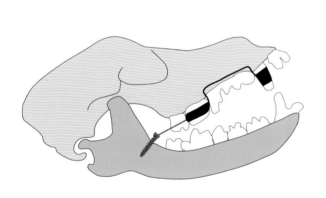 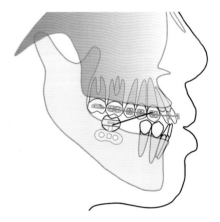

图1-4　1945年，两位学者在犬的下颌升支植入种植　图1-5　下颌骨骨内片状种植体通过Ⅱ类牵
钉，通过牵引用于上颌牙列的远中移动。　　　　　　　引内收上前牙的示意图。

1983年，Creekmore和Eklund学者首次报道了使用种植支抗作为正畸支抗的临床试验，他们将种植支抗植入在上颌前鼻嵴区域，用于切牙的压低，发现该方法压低切牙效果好，治疗后切牙压低量可达6 mm，且种植支抗未出现松动（图1-6）。

之后，随着材料科学的进步和正畸科医师的"胆大心细"的临床试验尝试，种植支抗在正畸治疗中的应用越来越广。种植支抗由最初的常用于拔牙患者加强支抗的应用逐渐扩展至上颌骨骨性扩弓、牵引阻生牙和上颌骨骨性前牵引等临床创新应用（图1-7）。

种植支抗的植入部位也由最初的牙根之间的牙槽骨扩展至上颌颧牙槽嵴、上颌结节、下颌颏部正中联合和下颌升支等区域，便于更加合理的生物力学设计和更为复杂的牙移动（图1-8）。

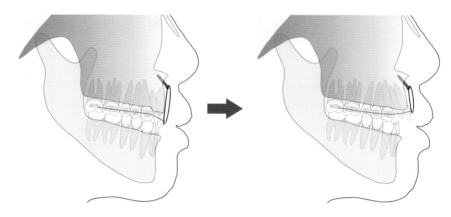

图1-6　前鼻嵴区种植钉用于前牙压低的示意图。

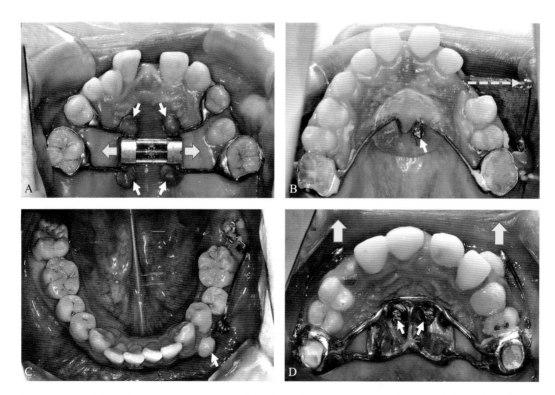

图1-7　种植支抗的临床创新应用。A.种植支抗用于上颌骨骨性扩弓。B.种植支抗用于阻生尖牙23牙的牵引。C.种植支抗用于阻生磨牙的牵引。患者阻生的38牙导致37牙根严重吸收，治疗方案为拔除牙根严重吸收的37牙，牵引38牙代替37牙。D.种植钉用于上颌骨前牵引（白色箭头指示种植钉）。

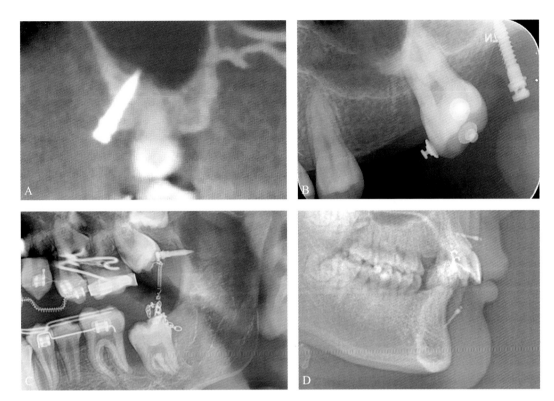

图1-8 除牙根之间牙槽骨区域外，种植钉可植入的其他解剖区域。A. 颧牙槽嵴。B. 上颌结节（为了更好地展示种植钉，笔者将该根尖片进行了水平翻转）。C. 下颌升支种植钉用于低位阻生下颌磨牙的牵引。D. 下颌颏部正中联合区域种植钉用于下颌前牙的压低。

第三节　种植支抗的定义和特点

种植支抗技术，亦称临时支抗装置（temporary anchorage devices，TAD）技术，是将种植支抗植入牙槽骨，用于辅助、改进或增强正畸力学系统的技术。按照种植支抗材料的不同可将种植支抗分为：钛合金支抗、不锈钢支抗和钴铬合金支抗，其中钛合金支抗的组织相容性最好，但强度比不锈钢支抗稍差，钴铬合金支抗的组织相容性最差，目前在临床上较为少用。目前临床上常用的种植支抗材料主要是钛合金和不锈钢合金。

按照形态分类，种植支抗可被分为钉状、板状、柱状和片状，其中钉状和板状种植支抗在临床上用途较广（图1-9），尤其是钉状种植支抗，又称种植钉，本书主要介绍钉状种植支抗。

如图1-10所示，钉状种植支抗结构可分为头部、阻挡环、颈部和体部。其中，体部是植入牙槽骨的螺纹状结构，阻挡环是与口腔黏膜紧密接触的结构，颈部是穿通软组

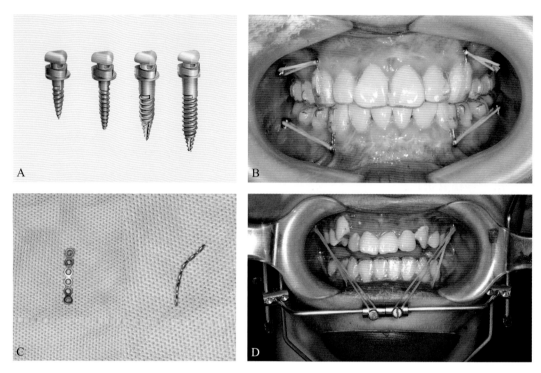

图1-9 钉状和板状种植支抗。A. 钉状种植支抗，亦称种植钉。种植钉根据不同的植入位置，其长度和直径不同。B. 种植钉用于加强隐形拔牙病例的后牙支抗。C. 钛板。按照患者颧牙槽嵴的解剖形态将钛板预弯。D. 钛板植入患者上颌颧牙槽嵴和下颌颈部，用于上颌骨前牵引。

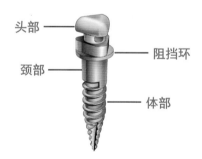

图1-10 种植钉的结构，包括体部、颈部、阻挡环和头部。

织的结构，而头部是暴露在口腔中的结构，用于正畸加力。

第四节　种植支抗的原理

　　通过种植支抗与牙槽骨之间形成的机械嵌合，使种植支抗与牙槽骨相对固定，从而提供牙齿移动的支抗。由于种植支抗与牙槽骨之间较难形成骨整合，所以种植支抗与牙槽骨之间形成的机械固位十分重要（图 1-11）。种植支抗的固位分为主要固位和次要固位。

主要固位是指植入初期种植支抗与牙槽骨之间的机械嵌合。为了加强种植支抗的主要固位，术者在植入种植支抗时一定要保护好种植支抗和牙槽骨之间的机械嵌合，不要反复植入和旋出种植钉（图 1-12）。

次要固位是指种植支抗植入后种植钉周围的牙槽骨改建。由于种植支抗在植入过程中不可避免地会引起牙槽骨创伤，这包括种植支抗植入过程中由于机械挤压造成的牙槽骨裂纹，以及植入过程中高温引起的局部骨坏死（骨坏死多见于下颌骨，尤其是外斜线区域）。上述牙槽骨创伤在植入后牙槽骨改建中，倘若局部炎症控制效果不佳，牙槽骨改建差，则可能最终导致种植支抗松动（图 1-13）。

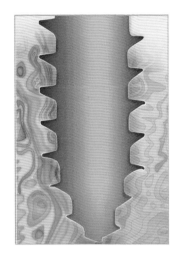

图 1-11　种植支抗与牙槽骨之间形成的机械嵌合固位。

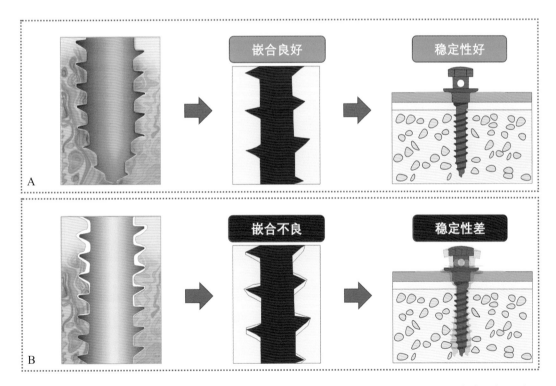

图 1-12　种植支抗主要固位对种植钉稳定性的影响。A. 种植钉与牙槽骨之间的机械嵌合良好，种植钉稳定性好。B. 种植钉与牙槽骨之间的机械嵌合不良，可能与植入过程中对牙槽骨进行过度切削与反复植入和旋出有关，种植支抗植入术后稳定性差。

种植支抗作为正畸牙移动的支抗装置之一，存在两种支抗形式，分别是直接支抗和间接支抗。直接支抗就是将作用力直接施加在种植支抗上，而间接支抗是通过刚性结

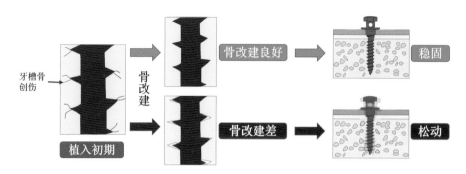

图1-13　种植支抗次要固位对种植钉稳定性的影响。种植钉在植入过程中不可避免地会对牙槽骨造成创伤，表现为植入初期种植钉周围的牙槽骨裂纹和折裂。倘若后期牙槽骨改建良好，牙槽骨创伤修复良好，则后期种植钉稳定性好。倘若后期牙槽骨改建差，种植钉和牙槽骨之间存在空隙，次要固位差，则种植钉稳定性差，容易出现松动甚至脱落。

构装置（例如，结扎丝和不锈钢丝等）将种植支抗与支抗牙连接，使支抗牙不发生移动，然后通过与种植支抗固定的支抗牙对其他牙齿施加力量（图1-14）。研究表明，间接支抗的种植钉较直接支抗的种植钉松动脱落率更低，这可能与牙齿和种植支抗互为支抗有关。

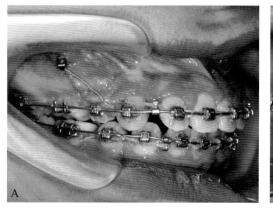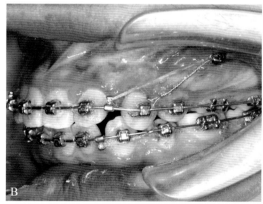

图1-14　种植支抗的两种支抗方式。A. 间接支抗。种植钉与尖牙通过结扎丝连接，防止后牙近中移动，加强后牙支抗，通过后牙施加作用力内收前牙。B. 直接支抗。种植钉通过链状橡皮圈直接对切牙施加内收的作用力。

第五节　种植支抗的临床适应证

一、加强拔牙患者后牙支抗内收前牙

对于重度拥挤或凸面型患者，拔牙矫治需要加强后牙支抗，以免在正畸治疗过程中

由于磨牙支抗丧失造成前牙拥挤改正和前牙内收的空间不足。种植支抗可以在很大程度上避免磨牙的近中移动，能将拔牙间隙几乎用于前牙内收和拥挤改善，从而达到良好的软组织侧貌（图1-15）。

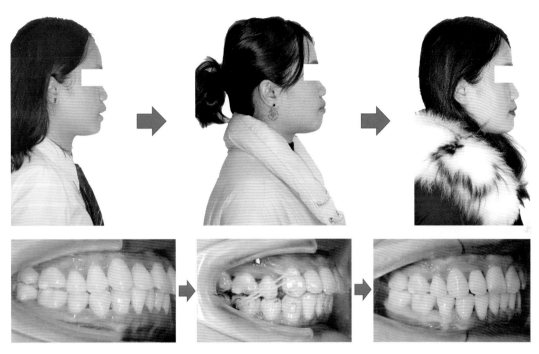

图1-15 双颌前凸患者，拔除前磨牙内收，通过种植钉直接支抗方式对前牙施加内收作用力，前牙内收关闭拔牙间隙后，患者侧貌软组织凸度得到很大程度的改善。

二、实现绝对的磨牙远移

固定矫治和隐形矫治推磨牙向远中过程中需要前牙为支抗，对于前牙唇侧骨壁较薄的患者，推磨牙向远中的过程容易出现前牙的骨开窗和骨开裂，以及可能出现前牙牙龈软组织退缩，尤其是治疗前前牙拥挤的患者（图1-16）。

三、后牙段单颗牙或少数牙的移动

由于后牙缺失等因素引起的上颌后牙伸长和（或）下颌后牙近中倾斜，这些患者在进行种植修复的时候通常需要正畸移动后牙，该过程中支抗要求较高。传统正畸方式可能实现起来较困难或者可能引起支抗牙的移动。应用种植支抗可以很好地实现上颌伸长磨牙的压低和下颌近中倾斜磨牙的远中竖直（图1-17）。

四、低位阻生磨牙的牵引

低位阻生磨牙，通常为下颌第二磨牙低位阻生。传统正畸治疗改正较为困难，支抗

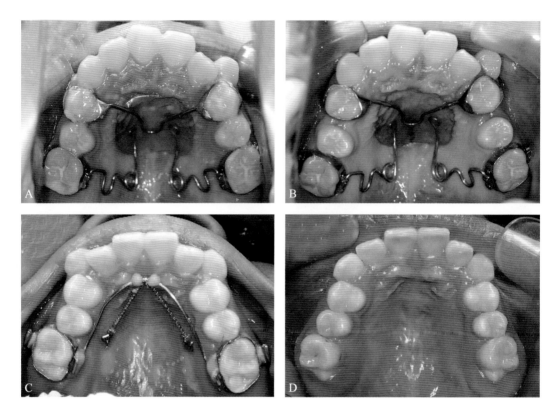

图1-16　A. 传统摆式矫治器推磨牙向远中，该矫治方式是利用前牙和腭部组织共同作为支抗施加磨牙远中移动的作用力。B. 治疗中可见第一磨牙和第二前磨牙之间存在间隙，表明磨牙发生一定程度的远中移动，但第一前磨牙和第二前磨牙之间亦存在间隙，表明前牙发生了一定程度的支抗丧失，临床表现为前牙拥挤度增大及前牙唇倾。C. 通过腭侧种植钉直接支抗方式施加磨牙远中移动的作用力，该方式避免前牙作为支抗。D. 推磨牙向远中结束，准备粘接托槽全口矫治。可见随着磨牙的远中移动，前牙的拥挤自行改善。

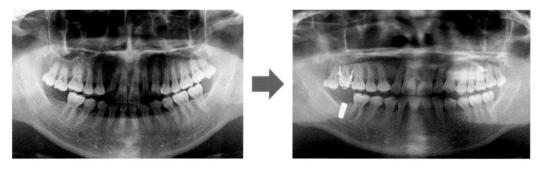

图1-17　该患者47牙长期缺失，17牙伸长导致种植修复垂直空间不足。利用17牙颊舌侧2枚种植钉高效实现17牙的压低，为47牙种植修复创造垂直空间。

要求高，容易引起支抗牙的移动或者需要制作较为复杂的矫治器进行阻生磨牙牵引。磨牙后垫区种植钉或者下颌升支种植钉能提供较为理想的生物力学设计，能高效舒适地实现低位阻生磨牙的牵引（图1-18）。

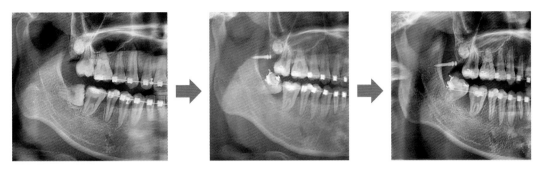

图 1-18　下颌升支种植钉用于下颌水平阻生 48 牙的牵引。

五、磨牙长距离近中移动

下颌磨牙缺失的情况下，由于第一磨牙近远中径较大，磨牙近中移动量较大，而且下颌磨牙通常是近中倾斜的，若通过正畸治疗近中移动第二磨牙和第三磨牙分别代替第一磨牙和第二磨牙，牙根近中移动量很大，正畸牙移动实现较为困难。如果采用传统的正畸支抗，很容易造成前牙的舌倾和前磨牙的远中移动等前牙支抗丧失的临床表现。这种情况下使用种植支抗就可以很好地避免上述前牙支抗丧失的问题，并且磨牙近中移动更为高效（图 1-19）。

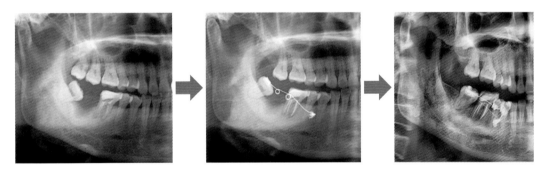

图 1-19　该患者 47 牙因外伤后拔除，通过下颌前磨牙之间的种植钉配合 Albert 曲（Albert 曲是笔者团队的国家发明专利，有几种亚型，专门用于长距离高效近中移动下颌磨牙）长距离近中移动 48 牙，待 48 牙近中移动到位，再通过片段弓排齐局部牙齿。

六、大量压低前牙

对于严重深覆𬌗和露龈笑的患者，使用前牙区种植支抗能高效实现前牙压低，有效改善深覆𬌗和露龈笑（图 1-20）。

七、青少年患者缺失牙的临时修复

青少年患者缺牙之后，由于邻牙存在向缺牙区倾斜的趋势，需要维持患者缺牙间

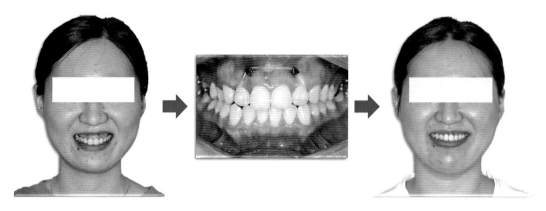

图1-20 前牙种植钉高效改正露龈笑。

隙。传统的方式可以用活动的隐形义齿进行间隙维持，但容易出现患者不配合佩戴或者因遗失后未及时重做而导致邻牙向缺牙区倾斜等问题。应用种植支抗进行临时修复缺失牙可有效维持缺牙间隙和修复咬合功能（图1-21）。

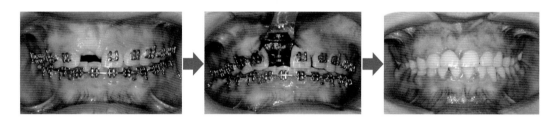

图1-21 种植钉用于临时修复青少年缺失牙。

八、矫形治疗获得更多的骨效应

对于上颌骨后缩和上颌骨狭窄的替牙期患者，传统的矫形治疗通常是用患者的牙列为支抗，容易出现牙性副作用，而骨性效应较小。牙齿副作用包括前牙唇倾（上颌骨前牵引）和上颌磨牙颊倾和腭尖下垂（上颌骨扩弓）。联合种植支抗行矫形治疗能有效地避免牙齿的副作用，并能实现更大的骨性效应（图1-22）。

九、不配合传统口外支抗装置的患者

对于部分不配合使用传统口外支抗装置的患者，如口外弓加强支抗或上颌骨前牵引，使用种植支抗可以很好地解决这类型患者依从性差的问题（图1-23）。

十、用于隐形矫治患者正颌手术的颌间固定

隐形矫治患者由于牙面上没有托槽和弓丝，不便于患者佩戴咬合板进行颌间固定，种植支抗可以很好地辅助隐形矫治患者进行正颌术后的颌间固定（图1-24）。

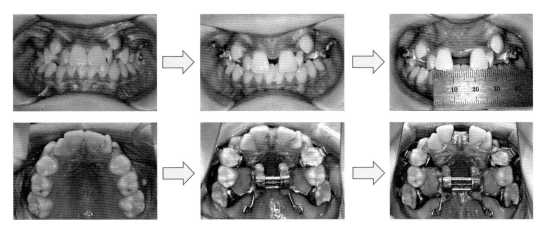

图1-22 上颌腭侧腭中缝两侧各植入2枚种植钉用于上颌骨骨性扩弓。

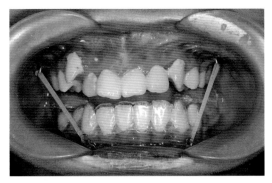

图1-23 上颌颧牙槽嵴和下颌颏部植入钛板，通过重力Ⅲ类牵引实现上颌骨前牵引，可以用于不配合传统面罩前牵引装置的患者。

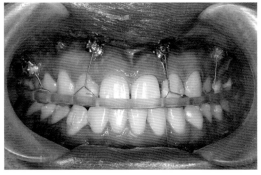

图1-24 种植钉用于隐形矫治手术患者的咬合板固定。

第二章
种植支抗植入步骤

第一节　种植支抗植入的解剖学条件

在评估种植支抗的适宜植入区域时，需要考虑一些重要的解剖学因素，包括骨皮质厚度、骨松质密度、软组织厚度以及该部位是否有牙根或神经血管等重要结构的分布。另外，植入区域的根间间隙是否足够、手术视线范围是否良好及是否便于施力，也是需要考虑的问题。

通常情况下，种植支抗植入位点选择骨量充足且软组织较薄的区域，最好在附着龈区域，尽量避免后期软组织炎症引起的种植钉松动甚至脱落。植入位点软组织厚度过厚（超过 3 mm）会影响种植钉的稳定性。另外，种植钉植入的区域要避开以下重要组织：牙根和神经血管。

临床上，大多数种植支抗植入位点位于牙根之间，因此需要特别注意种植支抗和牙根之间的安全距离。研究表明，种植支抗和牙根之间存在 1 mm 以上的距离对保证牙周膜健康以及种植支抗后期稳定性有帮助。因此，1 mm 也被称为种植支抗和牙根之间的"安全距离"，这就要求牙根之间至少存在（1 mm ＋ 种植支抗直径 ＋1 mm）间隙（图2-1）。譬如，1 枚直径 1.4 mm 的支抗植入牙根之间，牙根之间至少需要存在 1 mm ＋ 1.4 mm ＋ 1 mm 间隙，即 3.4 mm。

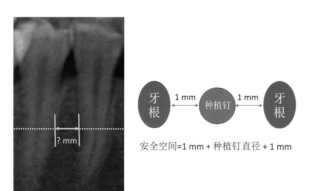

安全空间=1 mm + 种植钉直径 + 1 mm

图2-1　牙根之间植入种植支抗安全空间的计算方法。

研究表明，不同牙位的牙根之

间空间存在差异，且越靠根方牙根之间的空间越大，图2-2展示了上、下颌牙根之间不同高度（距离CEJ 5～7 mm和9～11 mm）处牙根之间的空间。由于牙根之间的空间越靠根方逐渐变大，因此可以选择与殆平面成角度的方式进行植入，能在一定程度上降低种植钉与牙根接触的风险，从而降低种植钉松动脱落的风险。

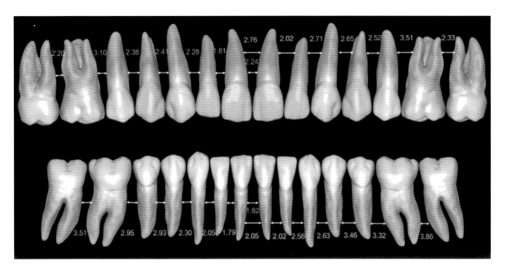

图2-2　上、下颌牙根之间的间隙，分别展示了距离CEJ 5～7 mm和9～11 mm处的牙根之间的间隙。引自（韩）朴孝尚 原著；白玉兴，厉松，王红梅，主译. 微种植体支抗在正畸治疗中的应用基础，2018。

第二节　种植支抗植入步骤

一、植入前准备

植入种植钉前，需对患者进行影像学检查，拍摄全景片或CBCT，术者植入前在患者全景片或者CBCT上评估软、硬组织的厚度和是否毗邻重要结构（如牙根），从而确定最终植入的位置。

1. 注意事项

患者在植入种植钉前需进食，不能处于饥饿状态；女性患者生理期内不宜植入种植钉；询问患者有无麻药过敏史；嘱患者签署种植钉植入同意书和局麻同意书；患者保持口腔卫生，若患者口腔卫生太差，务必让患者仔细刷牙并达到清洁状态后方能就诊。一般建议患者在正畸治疗前行全口的牙周基础治疗，植入前嘱患者刷牙和使用氯己定控制口内的菌斑水平。

2. 用物准备

碘伏、75%乙醇、种植钉、乳胶手套、无菌纱球、无菌棉签、一次性针头、吸唾管、一次性治疗盘、种植手柄和注射器（图2-3）。

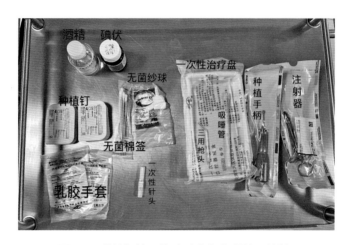

图2-3　种植钉植入前需要准备的器械和材料。

3. 护士准备

护士穿戴齐全，位于操作区域2～4点钟的方向；操作时随时调整冷光灯位置，保证术野光线良好。

二、局部麻醉

确认植入位置后，完成术区消毒后对植入位点局部浸润麻醉（必要时可先行表面麻醉后再行局部浸润麻醉）。

三、标记黏膜印记

按照影像学检查结果，在植入位点处标记黏膜印记，并确认方向，再次确认植入位点。紧握手柄尾部在手掌中，准备种植钉，此过程注意无菌原则。

四、准确植入种植支抗

在已标记的植入位点处植入种植钉。首先将种植钉穿破黏膜，此时手掌可适当施力，辅助种植钉穿破骨皮质大约1 mm；然后将种植钉慢慢回旋，改变植入角度（若腭侧种植钉植入则无须改变方向）；此时应避免改变方向速度过快，阻力过大；保持植入过程中力量持续稳定，将种植支抗按照黏膜印记的方向缓慢植入。护士可在旁辅助牵拉口角（图2-4）。

五、植入后注意事项

种植钉植入后应从多个方向确认种植钉位置，并检测种植支抗初期稳定性，倘若初期稳定性差，可考虑重新植入。植入后让患者再次使用0.12%氯己定漱口30秒。种植支抗植入后加力的时间目前仍存在争议，笔者主张在植入后1～2周后再行种植支抗负载，在此期间有助于软组织的愈合。

六、健康教育

操作完成后，告知患者，植入种植钉后，麻药失效后轻微疼痛是正常的，若出现尖锐的疼痛，可能怀疑种植钉与牙根接触；每次进食后要及时使用漱口水并正常刷牙；若种植钉头部引起黏膜不适，可使用黏膜保护蜡，1周左右不适感通常会慢慢消失。

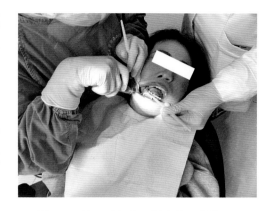

图2-4 植入过程中医师和护士的位置。

第三节 各个位点种植支抗植入技巧

一、上颌后牙牙根之间

1. 步骤1：植入前准备

（1）植入种植钉前，术者在全景片上确认植入位置（图2-5）。如图所示，上颌第二前磨牙与上颌第一磨牙牙根之间的间隙大于上颌第一磨牙和第二磨牙牙根之间的间隙，因此选择与上颌第二前磨牙和上颌第一磨牙牙根之间植入种植钉。

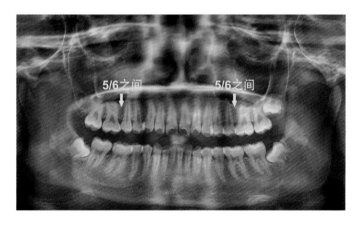

图2-5 通过全景片确定种植支抗植入位点和方向。

（2）嘱患者用0.12%氯己定含漱30秒后，擦干并消毒植入部位的软组织，在植入位点行局部浸润麻醉。在植入处标记黏膜印记，并从颊侧和殆方确认方向（图2-6）。

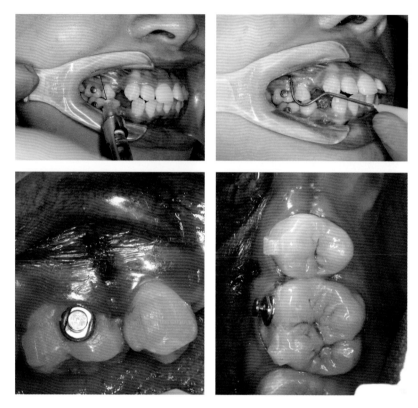

图2-6 种植支抗植入前麻醉和标记黏膜印记，并从颊侧和骀方确认方向。

（3）适度紧握手柄，紧握手柄尾部在手掌中，示指及拇指位于旋转柄的位置，紧握植入手柄，调整位置并将微种植钉头部压入手柄前部结构中，准备植入。

2. 步骤2：准确植入种植支抗

植入过程分为穿破黏膜、穿破骨皮质、回旋改方向和植入种植支抗4个步骤进行：在已标记的植入位点处旋入种植钉穿破黏膜；此时手掌可适当施力，辅助种植钉穿破骨皮质大约1 mm，术者感受到轻微的落空感之后表明种植钉穿破骨皮质；然后将种植钉慢慢回旋，改变植入方向（与骀平面呈30°～45°），此时应避免改变方向速度过快；最后将种植钉按照黏膜标记的印记方向缓慢植入，植入过程中应保持力量持续稳定。不要让种植钉发生晃动，晃动会增加种植钉与牙槽骨之间的空间，影响种植钉的初期稳定性。密切观察微种植钉植入时的螺纹状况，在旋转推进微种植钉的过程中，螺纹会一圈一圈地消失（图2-7）。

3. 步骤3：植入后确认方向

植入后再次从颊侧与骀方确认微种植钉的位置和植入方向（图2-8）；术后检查种植支抗的初期稳定性，倘若初期稳定性差，则可考虑进行重新植入，以提高种植支抗成功率；植入结束后嘱患者再次使用0.12%氯己定漱口30秒，并嘱患者保持口腔局部卫生。倘若患者对疼痛敏感，可嘱患者服用1～3天止痛药。

穿破黏膜　　　穿破骨皮质　　　回旋改方向　　　完成植入

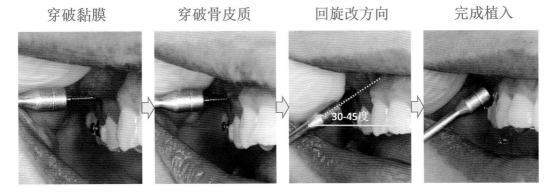

图2-7　种植支抗植入过程：穿破黏膜、穿破骨皮质、回旋改方向和完成植入。

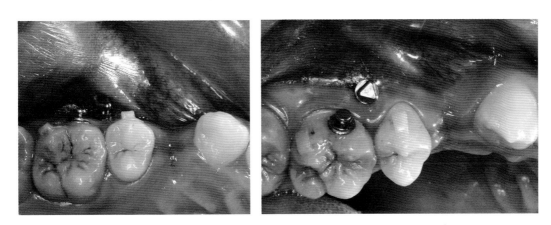

图2-8　植入完成后再次从𬌗方和颊侧确认种植钉植入位置和方向。

【临床应用】

上颌后牙牙根之间的种植钉多用于拔牙病例前牙内收过程中加强后牙支抗，既可以用于固定矫治，也可以用于隐形矫治（图2-9）。

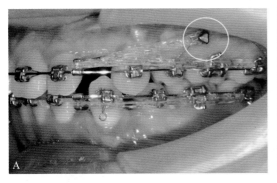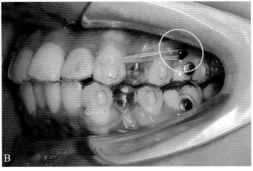

图2-9　上颌后牙牙根之间的种植钉加强拔牙病例后牙支抗。A. 种植钉与固定矫治联合，通过种植钉与第二前磨牙用结扎丝结扎，并通过种植钉直接施加前牙内收的作用力。B. 种植钉与隐形矫治联合，通过种植钉与隐形牙套之间佩戴橡皮圈，提供辅助前牙内收的力量，避免上颌后牙支抗丧失。

二、上颌前牙区种植支抗植入

种植支抗植入步骤同上。术前准备后，于上颌切牙牙根之间定位，标记黏膜印记，确认位置后植入种植钉，植入角度与𬌗平面呈 0°～30°，注意避开切牙牙根（图2-10）。

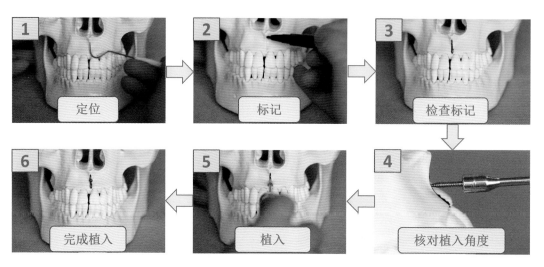

图2-10 上颌前牙区种植支抗植入步骤。

【临床应用】

前牙区种植钉植入的区域包括前牙牙根之间和前鼻嵴，临床一般植入在上前牙牙根之间，可以在双侧中切牙之间，中切牙和侧切牙之间以及侧切牙和尖牙之间。倘若在中切牙之间植入，一般需要对上唇系带进行修整。前牙区种植钉常用于切牙的压低和露龈笑的改善，可以通过前牙区种植钉与固定矫治主弓丝之间放置链状橡皮圈对前牙进行压低（图2-11～图2-14）。

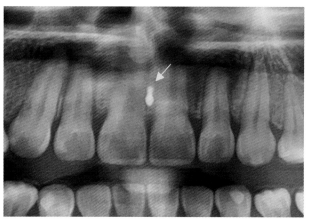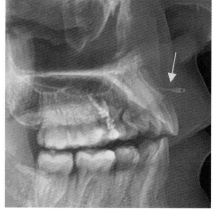

图2-11 全景片及侧位片显示：于患者11牙、21牙牙根之间植入种植钉，植入角度与𬌗平面基本平行。

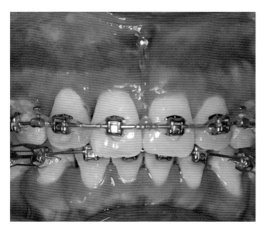 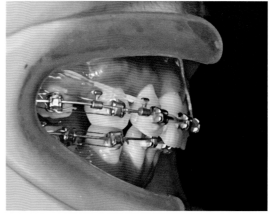

图2-12　患者行固定矫治，内收前牙过程中上前牙直立，覆𬌗加深。于11牙、21牙牙根之间植入种植钉，种植钉与主弓丝通过链状橡皮圈加力，控制前牙转矩，并压低前牙。

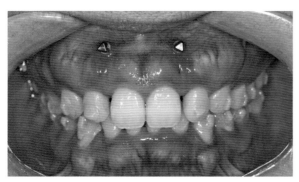 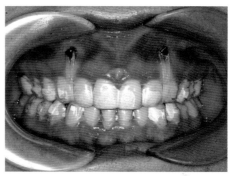

图2-13　患者行隐形矫治。分别于11牙、12牙和21牙、22牙牙根之间植入种植钉，种植钉与隐形牙套通过橡皮圈加力，控制前牙转矩，并压低前牙。

图2-14　患者行隐形矫治。分别于12牙、13牙和22牙、23牙牙根之间植入种植钉，种植钉与隐形牙套通过橡皮圈加力，控制前牙转矩，并压低前牙。

三、上颌腭侧种植支抗植入

　　植入步骤同上。种植前，通过CBCT评估腭侧骨板厚度，尽量选择腭侧骨板较厚的位置进行植入，并避开切牙孔和腭大孔等重要结构。腭侧可植入的区域包括：上颌腭侧后牙牙根之间、上颌腭中缝两侧和上颌腭中缝（图2-15）。由于青少年腭中缝尚未闭合，应避免在青少年患者腭中缝植入种植支抗。

　　笔者的研究团队对不同年龄阶段和不同性别的患者进行CBCT测量，发现青少年患者和成年患者腭侧骨板厚度不同，男性患者和女性患者腭侧骨板厚度亦

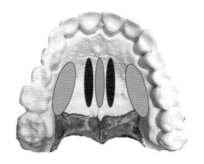

图2-15　上颌腭侧种植支抗可植入的区域：后牙牙根之间、腭中缝两侧和腭中缝。

存在差异，且年龄和性别对骨板厚度的影响存在交互作用。如图 2-16 所示，本研究团队通过精确测量和分析，绘制出不同性别、年龄的患者腭侧种植钉推荐植入区域。为了获得更好的稳定性，减少软组织炎症发生的概率，推荐植入部位为骨组织厚度大于 4.5 mm（图中绿色示）；最佳植入部位则为腭部硬组织厚度大于 4.5 mm，同时软组织厚度小于 2 mm（图中黄色示），但具体情况还需结合患者 CBCT 进一步分析。该研究结果已发表在正畸国际权威杂志 *Angle Orthodontist* 上（Lyu et al., 2020）。

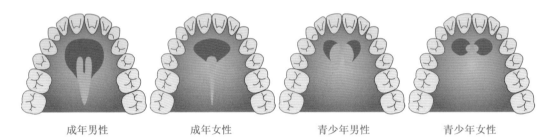

成年男性　　　　　成年女性　　　　　青少年男性　　　　　青少年女性

图 2-16　腭侧种植钉植入推荐区域（绿色区域）和最佳区域（黄色区域）。引自笔者研究团队的研究成果：Lyu et al., Angle Orthodontist, 2020。

以腭侧后牙牙根之间种植支抗植入为例，展示腭侧种植支抗植入步骤。术前准备后，于腭侧定位（植入位置的选择需结合 CBCT），标记黏膜印记，并用口镜确认位置后，垂直穿破骨皮质，改变角度，植入角度与𬌗平面呈 30°～45°，避免碰到牙根。也可根据需要选择腭中缝及腭中缝两侧 5 mm 垂直植入，可穿破双层骨皮质获得更好的稳定性。于上颌腭侧植入种植钉时，推荐使用弯柄（图 2-17）。

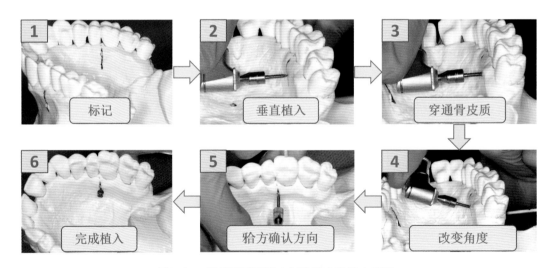

图 2-17　腭侧后牙牙根之间种植支抗植入步骤。

【临床应用】

腭侧种植钉植入的区域包括腭中缝、腭中缝两侧，或后牙牙根之间。临床植入前需要结合CBCT资料选择植入位点：足够的硬组织厚度，并穿破双层骨皮质以获得更好的稳定性（图2-18）。

腭侧种植钉可配合固定矫治和隐形矫治，常用于后牙加强支抗：配合舌侧矫治技术拔牙内收时可将腭侧种植钉与主弓丝通过链状橡皮圈加力，内收前牙；配合固定矫治，可用于推磨牙向远中，或与双侧磨牙刚性连接，加强后牙支抗（图2-19）；也可用于辅助牵引腭侧的复杂阻生牙。

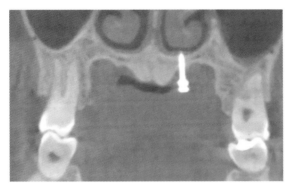

图2-18 图示位于腭中缝左侧的种植支抗。种植钉垂直植入，穿破双层骨皮质。

图2-19 于腭中缝植入种植支抗，将16牙、26牙与种植钉刚性连接，避免上颌第一磨牙近中移动，保存上颌支抗。

四、颧牙槽嵴或颧牙槽下嵴

1. 步骤1

植入种植钉前，通过CBCT评估颧牙槽下嵴或颧牙槽嵴骨量，选取植入的最佳位点（图2-20）。通常情况下，颧牙槽嵴或颧牙槽下嵴的推荐植入位点为第一磨牙和第二磨牙之间。

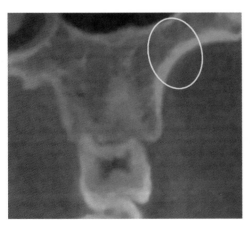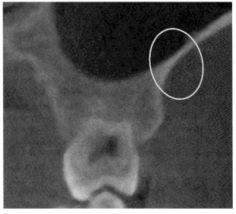

图2-20 颧牙槽嵴或颧牙槽下嵴区域示意。

2. 步骤2

植入种植钉。术前准备后，于67牙牙根之间定位（植入位置的选择需结合CBCT），标记黏膜印记，并用口镜确认位置后，植入种植钉，垂直穿破骨皮质，缓慢改变角度，植入角度与𬌗平面呈60°～70°，避免碰到牙根，完成植入（图2-21）。

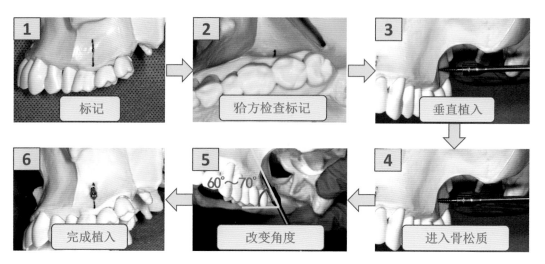

图2-21 颧牙槽嵴或颧牙槽下嵴种植支抗植入步骤。

【临床应用】

通常情况下，颧牙槽嵴或颧牙槽下嵴的推荐植入位点为第一磨牙和第二磨牙之间，植入的角度需结合植入的高度和植入区域的骨量综合评估；穿破双层骨皮质，可获得更好的稳定性（图2-22）。

颧牙槽种植钉临床应用范围广，可用于固定矫治和隐形矫治、加强后牙支抗、压低后牙、辅助牵引阻生尖牙、推磨牙向远中等（图2-23和图2-24）。

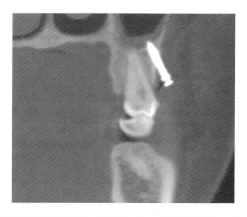

图2-22 图示位于左侧颧牙槽嵴的种植支抗，种植钉位于牙根的颊侧且穿破双层骨皮质，可用于磨牙远移并不影响牙根的移动。

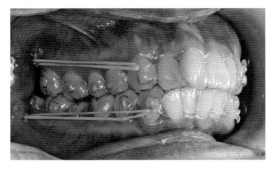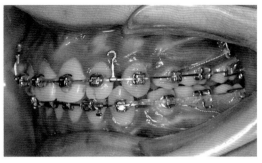

图2-23　隐形矫治配合颊牙槽嵴种植钉辅助推磨牙向远中。在颊牙槽嵴处植入种植钉，在23牙牙套上的precision cut与种植钉之间佩戴橡皮圈，加强前牙支抗。

图2-24　固定矫治配合颊牙槽嵴种植钉加强后牙支抗。在颊牙槽嵴处植入种植钉，种植钉与前磨牙通过结扎丝相连，防止后牙近中移动，加强后牙支抗。

五、上颌结节区

1. 步骤1

植入前准备步骤同前，术前通过影像学资料评估植入部位的空间。

2. 步骤2

植入种植钉。术前准备后，于上颌结节区定位，标记黏膜印记，并用口镜确认位置后，植入种植钉，垂直穿破骨皮质，植入种植钉，推荐使用弯柄植入（图2-25）。

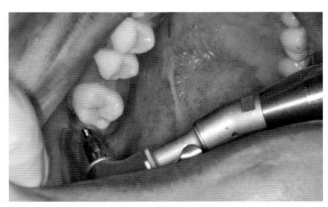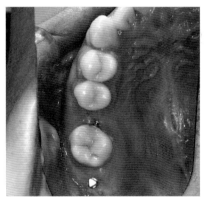

图2-25　上颌结节区种植支抗植入步骤。

【临床应用】

上颌牙列远中的结节状结构为上颌结节，翼静脉丛通过上颌结节后上部。上颌结节处种植支抗植入前麻药注射位点应避免过于靠后，防止刺破翼静脉丛，支抗植入部位也应选择适当远离第二磨牙即可（图2-26）。

上颌结节处的种植支抗一般应用于改正第一磨牙缺失引起的第二磨牙近中倾斜，提供种植修复空间（图2-27）。

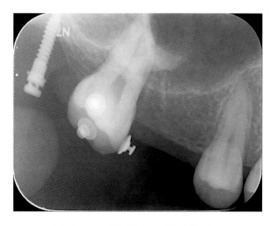

图2-26　上颌结节区种植支抗。

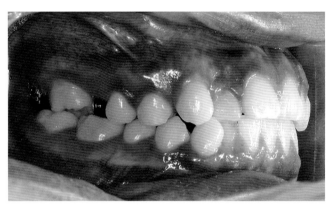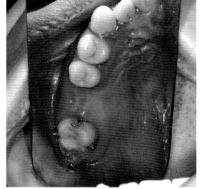

图2-27　16牙缺失，17牙近中倾斜。于17牙远中上颌结节区植入种植支抗。17牙近中邻面、颊侧、舌侧粘接舌钮，通过链状橡皮圈与种植钉加力，改正17牙的近中倾斜，为16牙提供种植修复空间。

六、下颌前牙区

1. 步骤1

植入前准备步骤同前，由于下颌前牙区牙根之间空间较小，植入前一定要通过影像学检查确定植入位点和方向，对于空间有限的患者，可放弃在牙根之间的区域植入，选择在下颌正中颏部联合处植入。

2. 步骤2

前牙牙根之间植入种植钉。术前准备后，于下颌前牙区定位，标记黏膜印记，并用口镜确认位置后，植入种植钉，垂直穿破骨皮质，回旋后改变角度，植入角度与𬌗平面呈30°～45°，完成植入（图2-28）。

【临床应用】

下颌前牙区种植钉植入的区域包括下前牙牙根之间和正中颏部联合，下颌前牙区牙根之间空间有限，临床植入位点可选择位于正中联合或正中联合两侧植入，由于植入

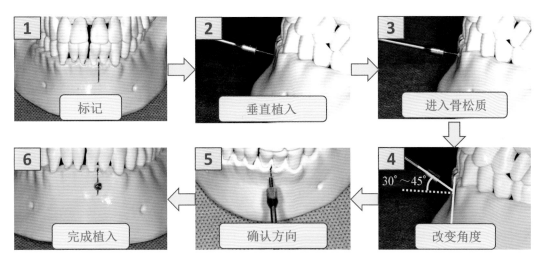

图2-28　下颌前牙区种植支抗植入步骤。

位点较低，一般需要做黏膜切开翻瓣后植入，并于种植钉上放置延长装置延伸后进行加力（图2-29）。

　　下颌前牙区种植钉常用于下切牙的压低和转矩改善，可以通过前牙区种植钉与隐形矫治器通过橡皮圈加力，对前牙进行压低，加力方式同上颌（图2-30和图2-31）。

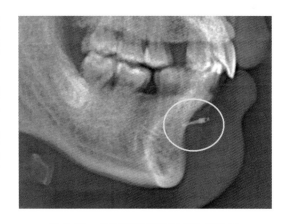

图2-29　位于下颌前牙区的种植支抗。

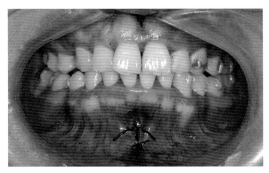

图2-30　下颌前牙区的种植支抗植入后。

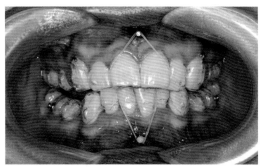

图2-31　隐形矫治配合下颌前牙区种植支抗改正下前牙转矩和压低。

七、下颌后牙牙根之间

1. 步骤1

植入前准备步骤同前，通常情况下在下颌第一前磨牙和第二前磨牙之间、下颌第二前磨牙和第一磨牙之间或第一磨牙和第二磨牙之间进行植入。

2. 步骤2

植入种植钉。术前准备后，于下颌后牙牙根之间定位，标记黏膜印记，并用口镜确认位置后，植入种植钉，垂直穿破骨皮质，回旋后改变角度，植入角度与殆平面呈30°～45°，完成植入（图2-32）。

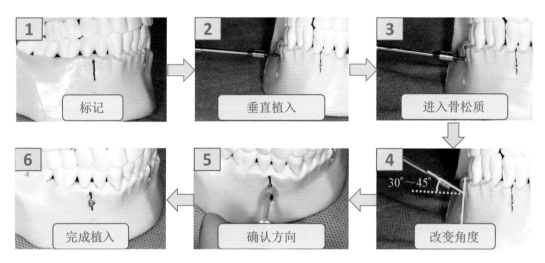

图2-32 下颌后牙牙根之间种植支抗植入步骤。

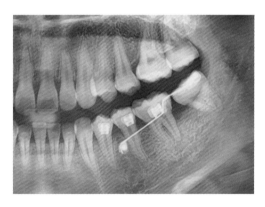

图2-33 34牙、35牙牙根之间的种植钉与36牙刚性固定，通过36牙和37牙之间放置推簧，远中竖直近中倾斜的37牙（治疗中）。

【临床应用】

下颌后牙区种植钉植入前需在全景片上确认植入位置，选择牙根之间空间较大的位点植入（图2-33）。

下颌后牙牙根之间的种植钉可配合固定矫治和隐形矫治，用于拔牙病例前牙内收过程中加强后牙支抗，也可用于局部矫治竖直近中倾斜的磨牙（图2-34）。

八、下颌颊棚区

1. 步骤1

植入种植钉前，采用CBCT评估下颌颊棚区骨量的可植入性，通常在第一磨牙和第二磨牙之间的颊侧。

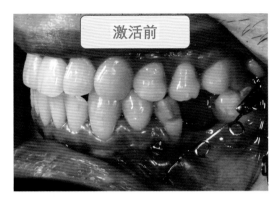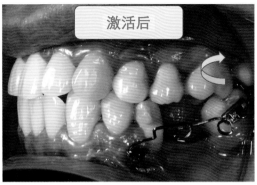

图2-34 34牙、35牙牙根之间的种植钉配合小圈曲远中竖直37牙。

2. 步骤2

植入种植钉。术前准备后，于后牙颊棚区定位，一般位于下颌第一磨牙与第二磨牙之间，标记黏膜印记，并用口镜确认位置后，植入种植钉，垂直穿破骨皮质，进入骨松质后改变角度，植入角度尽量与牙长轴平行，完成植入（图2-35）。

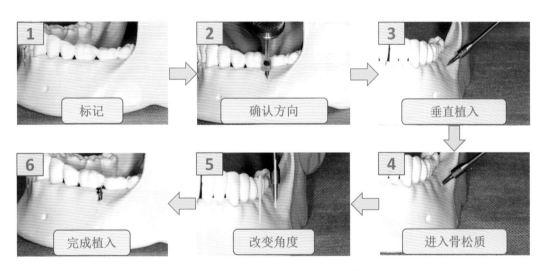

图2-35 下颌颊棚区种植支抗植入步骤。

【临床应用】

下颌颊棚区种植钉植入前需在CBCT上确认植入处骨量，一般此处骨皮质较厚（图2-36）。

下颌颊棚区的种植钉可配合固定矫治和隐形矫治，用于拔牙病例前牙内收过程中加强后牙支抗（图2-37），也可用于阻生牙的牵引。

九、下颌外斜线

下颌外斜线为颊棚区解剖学上的延续，两者无明确的界限，一些学者也将颊棚区和

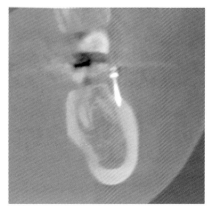 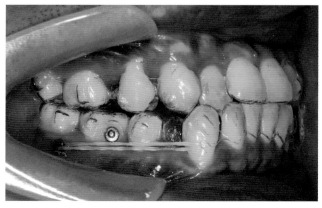

图2-36　CBCT示位于左侧下颌颊棚区的种植支抗，种植钉长轴与下颌后牙牙根长轴平行，位于后牙牙根颊侧。

图2-37　隐形矫治配合颊棚区种植支抗加强下颌后牙支抗。在颊棚区处植入种植钉，在隐形矫治牙套尖牙处的precision cut与种植钉之间佩戴橡皮圈，加强后牙支抗，防止后牙近中移动，内收前牙。

外斜线统称为颊棚区。

1. 步骤1

植入种植钉前，采用CBCT评估外斜线骨量，以确定外斜线种植支抗植入的具体位置。由于下颌外斜线区被大量软组织包裹，植入位点尽量选择靠近中的位置。

2. 步骤2

植入种植钉。部分患者下颌外斜线骨皮质较厚，可能存在种植支抗自攻困难或者种植支抗尖端折断的问题（图2-38），建议提前通过CBCT评估患者植入位点的骨皮质厚度。对于骨皮质较厚的患者，建议通过助攻的方式进行植入。术前准备后，于下颌外斜线定位，一般位于下颌第二磨牙及远中（颊棚区远中），标记黏膜印记，并用口镜确认位置后，植入种植钉，垂直穿破骨皮质，进入骨松质后缓慢改变角度，植入角度与牙长轴平行，完成植入（图2-39）。

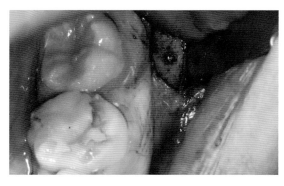

图2-38　由于患者外斜线骨皮质过厚，故自攻较困难，植入过程中由于骨阻力过大导致种植支抗尖端折断。

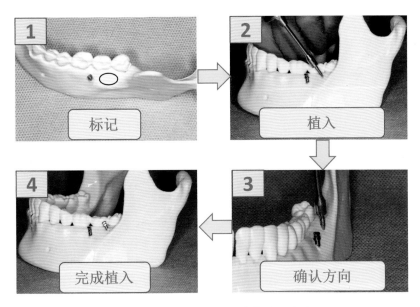

图2-39 下颌外斜线种植支抗植入步骤。

【临床应用】

下颌外斜线处种植钉植入前需在CBCT上确认植入处骨量，一般选择位于第二磨牙及远中植入，需尽量使种植钉穿通骨皮质、进入骨松质内，以获得更好的稳定性（图2-40）。

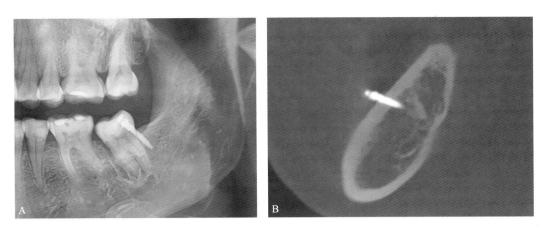

图2-40 外斜线种植支抗的影像学检查。A. 全景片示左侧下颌外斜线的种植钉。B. CBCT示外斜线种植钉。

下颌外斜线的种植钉可广泛结合固定矫治和隐形矫治，可用于拔牙病例前牙内收过程中加强后牙支抗，可用于固定矫治的全牙列远移，也可用于隐形矫治推磨牙向远中时加强前牙支抗（图2-41），或者下颌阻生牙的牵引。

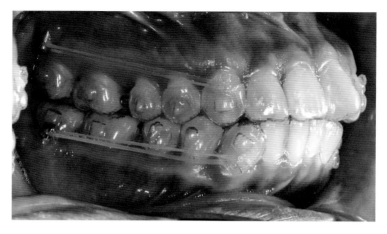

图2-41 隐形矫治配合外斜线种植钉推下颌磨牙向远中。在外斜线处植入种植钉，在隐形矫治牙套尖牙处的precision cut与种植钉之间佩戴橡皮圈，加强前牙支抗推下颌磨牙向远中，防止前牙唇倾。

第三章
种植支抗的临床创新应用

第一节　加强后牙支抗内收前牙

一、适应证

（1）需要后牙强支抗的拔牙患者。

（2）磨牙远移后磨牙需要强支抗进行前牙内收的患者。

二、种植支抗相对于传统支抗的优点

（1）绝对控制磨牙支抗：前牙内收时提供绝对支抗，不会引起后牙近中移动，软组织内收量更大，凸面型改善更为明显。

（2）舒适便捷：避免使用口内或口外其他体积较大的支抗装置（例如Nance托、头帽口外弓等），舒适度更好。

三、种植支抗植入的时机

建议在拔除第一前磨牙之前就植入种植钉，并将种植钉与第二前磨牙结扎或刚性固定，防止后牙近中移动，从而保存磨牙支抗。亦有学者主张拔牙并完全排齐整平后再植入种植钉并内收前牙。但现有文献表明，磨牙支抗在第一阶段（排齐整平）过程中亦容易丧失。因此，笔者推荐在拔除前磨牙前就植入种植钉。

四、种植支抗植入部位

（1）后牙牙根之间：可选择在5/6牙或6/7牙牙根之间进行植入。

（2）颧牙槽下嵴：颧牙槽下嵴一般位于6/7牙牙根的颊侧根方位置，具体位置可参照CBCT。

（3）腭侧：可选择在腭中缝或腭中缝两侧植入种植钉，或者在腭侧后牙牙根之间植入。

五、加强支抗的方式

（1）直接加强支抗：直接通过种植钉施加前牙内收的作用力（图3-1）。

（2）间接加强支抗：通过种植钉固定后牙，不让后牙发生近中移动，通过后牙施加前牙内收的作用力（图3-2）。

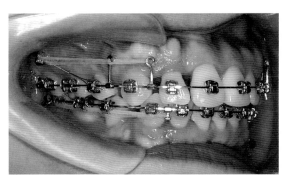 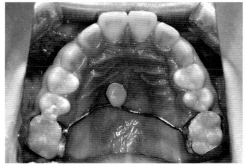

图3-1 直接加强支抗方式：通过颊牙槽下嵴种植钉直接施加前牙内收的作用力。

图3-2 间接加强支抗方式：通过腭侧种植钉与16牙和26牙刚性连接，防止磨牙近中移动，之后再拔除14牙和24牙。

六、病例展示

【病例1】

1. 主诉

牙齿错乱。

2. 检查

（1）尖牙、磨牙中性关系。

（2）上颌前牙段中度拥挤。

（3）上颌中线左偏。

（4）缺失2颗下前牙（图3-3）。

3. 治疗计划

拔除14牙、24牙，以33牙、43牙代32牙、42牙，排齐整平上、下牙列，强支抗内收前牙，建立尖牙、磨牙中线关系，前牙正常覆𬌗覆盖，中线居中。考虑到患者磨牙关系为基本中性，下颌磨牙无近中移动的空间，拔除14牙、24牙后拔牙间隙主要用于上颌前牙排齐内收。因此，治疗计划在患者上颌颊牙槽下嵴植入种植钉，用于加强上颌后牙的支抗。

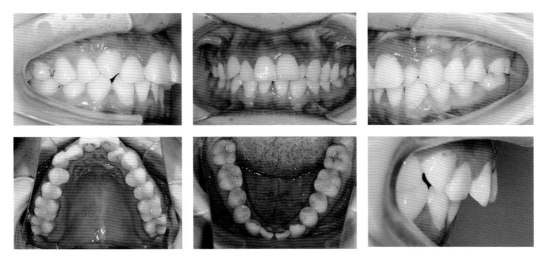

图3-3 治疗前口内像。

4.治疗过程

通过将种植钉与第二前磨牙连扎，防止后牙近中移动，在上颌尖牙上粘接长牵引钩，通过种植钉对尖牙直接施加远中移动的作用力，整个过程中磨牙未发生支抗丧失，23牙远中移动了1个前磨牙的距离（图3-4）。

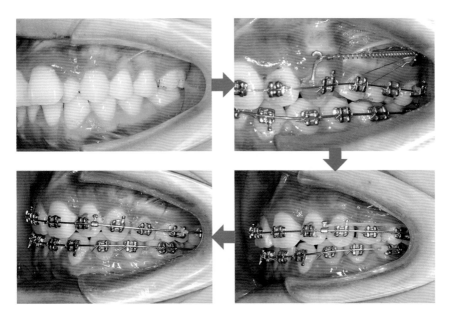

图3-4 颧牙槽下嵴种植钉加强拔牙患者磨牙支抗，防止磨牙支抗丧失，治疗中患者磨牙一直保持中性关系，尖牙关系改正为中性关系。

治疗后患者双侧尖牙磨牙中性关系，前牙正常覆𬌗覆盖，上、下中线对齐，表明拔牙内收过程中上颌后牙支抗保存良好，未发生支抗丧失（图3-5）。

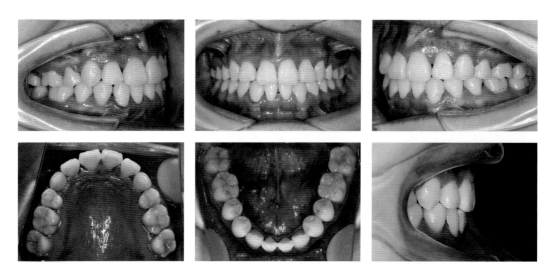

图3-5 治疗后患者口内像。上颌磨牙支抗保存较好，治疗后双侧尖牙磨牙中性关系，前牙覆𬌗覆盖正常，上、下中线对齐。

【病例2】

1. 主诉

嘴凸。

2. 检查

（1）尖牙、磨牙中性关系。

（2）上、下牙列轻度拥挤。

（3）覆𬌗覆盖正常。

（4）上、下唇位于E线前（图3-6～图3-8）。

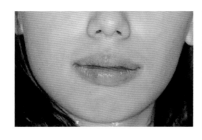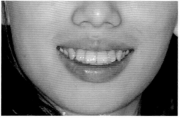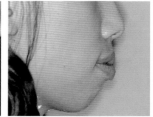

图3-6 治疗前面像检查：上、下嘴唇较凸，软组织较厚。

3. 治疗计划

拔除14牙、24牙、34牙、44牙，强支抗内收前牙，排齐整平上、下牙列，建立尖牙、磨牙中性关系，前牙正常覆𬌗覆盖，中线居中。在患者5/6牙之间植入种植钉，加强后牙支抗内收前牙，改善软组织凸度。

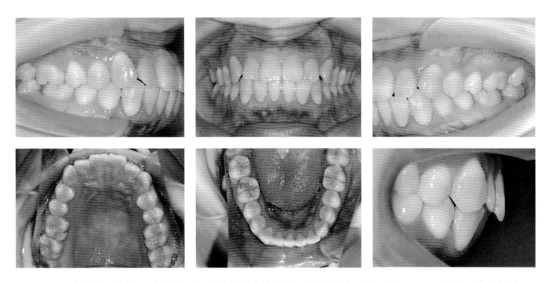

图3-7　治疗前口内像：治疗前双侧尖牙磨牙中性关系，前牙覆殆覆盖正常，上、下颌牙列轻度拥挤。

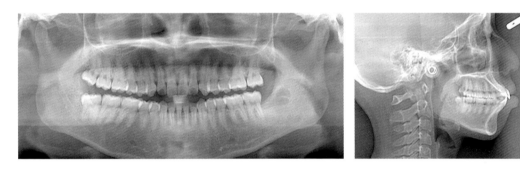

图3-8　治疗前全景片和侧位片。

4. 治疗过程

种植钉植入后，将种植钉与第二前磨牙连扎，防止后牙支抗丧失，在关闭间隙过程中，在种植钉与尖牙近中弓丝上的牵引钩之间放置橡皮链，内收前牙（图3-9～图3-11）。

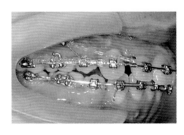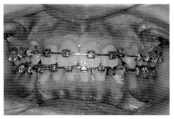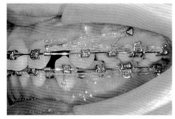

图3-9　在患者上颌5/6牙牙根之间种植钉加强拔牙患者磨牙支抗，防止磨牙支抗丧失，通过种植钉直接对前牙施加远中移动的作用力。

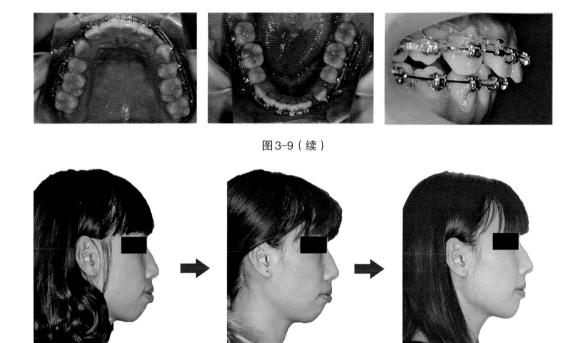

图3-9（续）

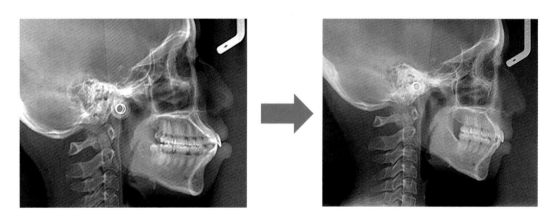

图3-10　面像变化：患者治疗前、治疗中和治疗后侧貌对比。

图3-11　患者治疗前、后侧位片的对比。

【病例3】

1. 主诉

嘴凸，开唇露齿。

2. 检查

（1）安氏Ⅰ类。

（2）轻度拥挤。

（3）覆𬌗覆盖正常。

（4）上、下唇E线前（图3-12～图3-14）。

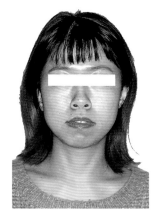
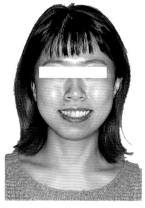
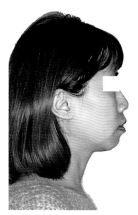

图3-12 治疗前面像。

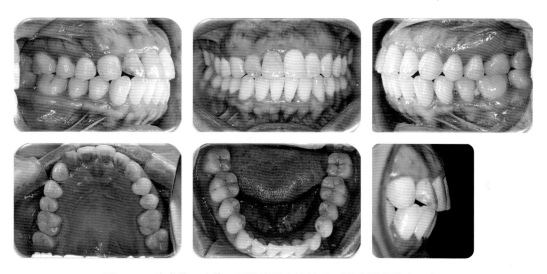

图3-13 治疗前口内像，可见磨牙中性关系，覆𬌗覆盖基本正常。

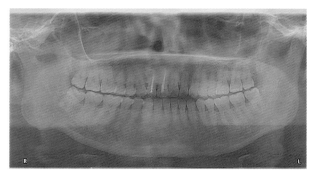
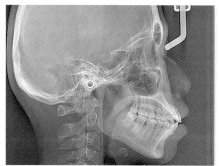

图3-14 治疗前全景片和侧位片。

3. 治疗计划

（1）拔除14牙、24牙、34牙、44牙，舌侧矫治器矫治。

（2）腭侧种植支抗内收前牙。

（3）11牙、12牙牙冠修复。

4. 治疗过程

在腭侧后牙牙根之间植入2枚种植钉，用以内收上前牙，避免对后牙支抗的消耗，防止上后牙的近中倾斜；下颌由于骨质密度较高，舌侧矫治器又具备施力更靠近阻抗中心的优势，下颌磨牙支抗较强，无须额外增加支抗（图3-15～图3-18）。

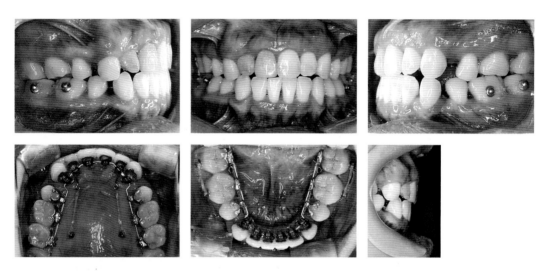

图3-15　治疗中口内像。口内舌侧矫治器，腭部后牙区植入2枚种植钉，12～22牙远中长臂牵引钩与种植钉之间放置链状橡皮圈加力，内收前牙。

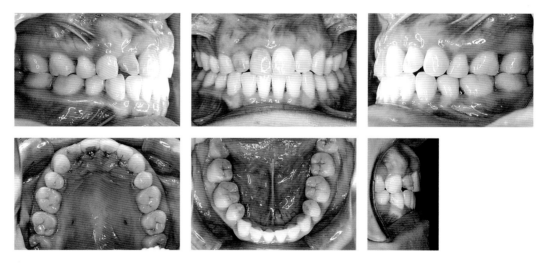

图3-16　治疗后口内像及治疗前、治疗中和治疗后侧貌的对比。较好的支抗控制能够最大限度地内收唇倾的上、下前牙，达到侧貌鼻唇颏的协调美观。

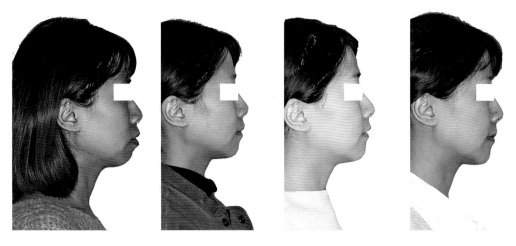

图3-16（续）

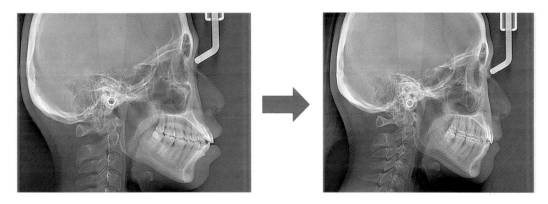

图3-17　治疗前、后头影侧位片对比，可见上、下前牙较治疗前直立，上、下唇已内收至E线上。

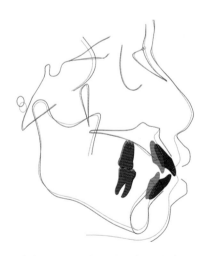

图3-18　头颅侧位片重叠图显示治疗后上、下切牙由唇倾变为直立，而后牙未发生明显的移位；可见种植支抗有良好的加强后牙支抗的作用。

【病例4】

1. 主诉

嘴凸。

2. 检查

（1）磨牙关系Ⅲ类。

（2）轻度拥挤。

（3）浅覆𬌗浅覆盖。

（4）上、下唇E线前（图3-19～图3-21）。

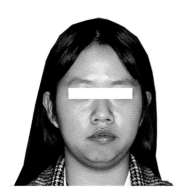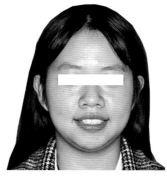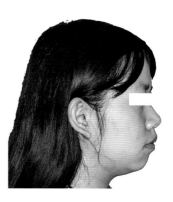

图3-19　治疗前面像。颏部肌肉紧张，侧貌凸，鼻唇角较小，上、下唇E线前，颏部不明显。

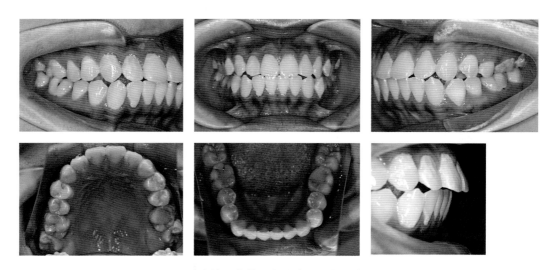

图3-20　治疗前口内像，磨牙关系Ⅲ类，前牙浅覆𬌗。

3. 治疗计划

（1）拔除14牙、24牙、34牙、44牙，唇侧固定矫治。

（2）种植支抗内收前牙。

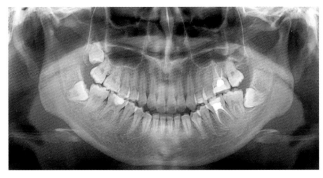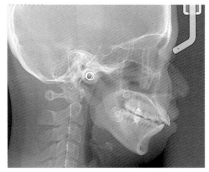

图3-21　治疗前全景片和侧位片，可见18牙、38牙、48牙近中阻生，26牙、36牙RCT术后。

4. 治疗过程

在镍钛丝排齐阶段，13牙、23牙与种植钉结扎，防止尖牙唇倾。在不锈钢丝关闭间隙阶段，上、下后牙区的种植钉直接施力于前牙段弓丝牵引钩，配合摇椅弓，达到不损失后牙支抗的前提下最大限度内收前牙，同时有效控制垂直向高度的目的（图3-22和图3-23）。

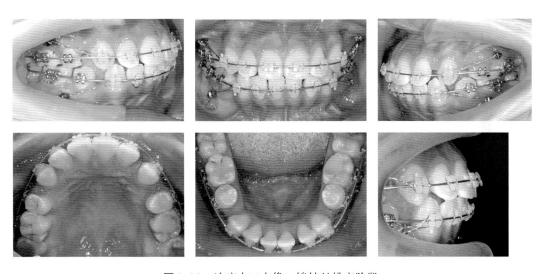

图3-22　治疗中口内像：镍钛丝排齐阶段。

5. 治疗效果

患者的面像改善明显，从侧位片可以看出患者的侧貌改善来自上、下前牙的内收，𬌗曲线整平和良好的垂直向控制（图3-24和图3-25）。

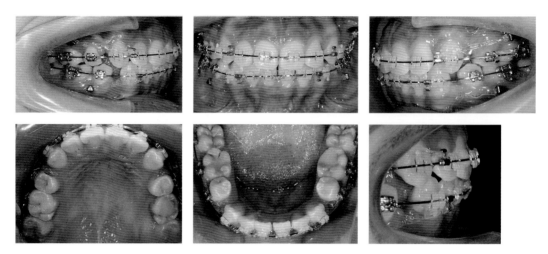

图3-23 治疗中口内像：不锈钢丝关闭间隙阶段。磨牙关系Ⅰ类，拔牙间隙用于前牙内收，种植钉对支抗的控制良好。

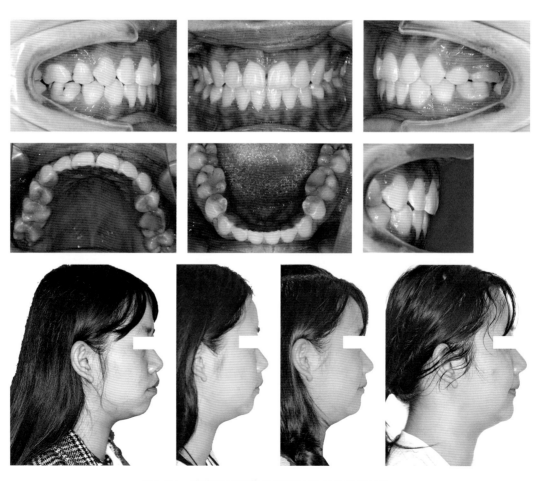

图3-24 治疗后口内像及治疗过程中的面像对比。

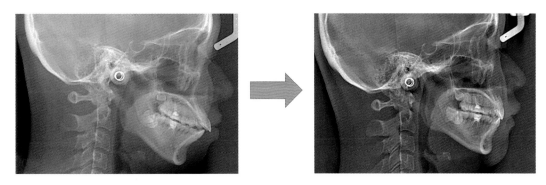

图3-25　治疗前、后侧位片对比，可见治疗后上、下前牙较治疗前直立，上、下唇软组织基本位于E线上。

第二节　磨牙远中移动

一、适应证

（1）需要磨牙远中移动来纠正磨牙Ⅱ类或者Ⅲ类关系。

（2）需要磨牙远中移动来获得间隙，以改正中线或解除拥挤。

二、禁忌证

颌骨后段没有空间容纳磨牙或软组织空间不足。

三、种植支抗相对于传统支抗的优点

（1）提供绝对支抗，避免磨牙远移过程中前牙不必要的唇倾移动。

（2）接近阻抗中心，磨牙可实现整体远移。

四、微种植钉植入的时机

建议治疗开始时就植入种植钉，对于拥挤度较大的患者可以在推磨牙后再行排齐（磨牙远中移动获得间隙后，前牙可能在一定程度上自行排齐），对于拥挤度不大的患者，可以在推磨牙向远中的同时排齐牙列。对于第二磨牙还未萌出的患者，可先推第一磨牙向远中，等第二磨牙自行萌出后再纳入矫治系统。

五、微种植钉植入部位

（1）后牙牙根之间：可选择在5/6牙牙根之间进行植入。

（2）颧牙槽下嵴：颧牙槽下嵴一般位于6/7牙牙根的颊侧根方位置，具体位置可参照CBCT。

（3）腭侧：可选择在腭中缝或腭中缝两侧植入种植钉，或者在腭侧后牙牙根之间植入。

六、种植支抗推磨牙向远中的生物力学分析

如图3-26所示，通过患者上颌颧牙槽下嵴的种植钉对磨牙上的长臂拉钩施加远中移动的作用力，该作用力通过后牙的阻抗中心，因此可实现磨牙的整体平行远中移动。

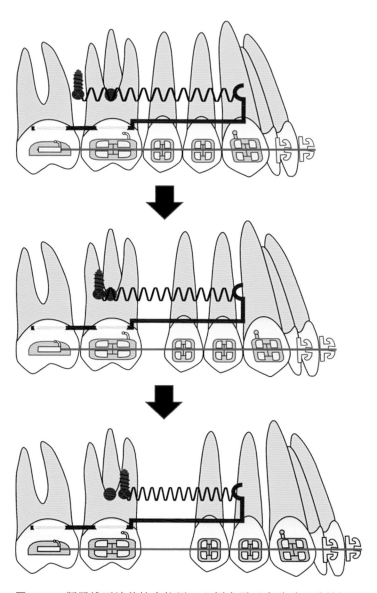

图3-26 颧牙槽下嵴种植支抗用于上颌磨牙远中移动。种植钉通过长臂拉钩对上颌磨牙施加远中移动的作用力，该作用力通过上颌磨牙的阻抗中心，可实现磨牙整体平行远中移动。

七、病例展示

【病例1】

1. 主诉

牙齿凸3年余。

2. 检查

（1）双侧磨牙远中尖对尖关系。

（2）前牙Ⅱ度深覆盖。

（3）中线不齐。

（4）上、下唇在E线前方。

（5）颏部不明显（图3-27和图3-28）。

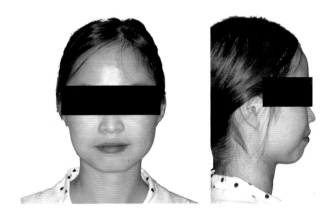

图3-27 患者治疗前面像，上、下唇在E线前方，颏部不明显。

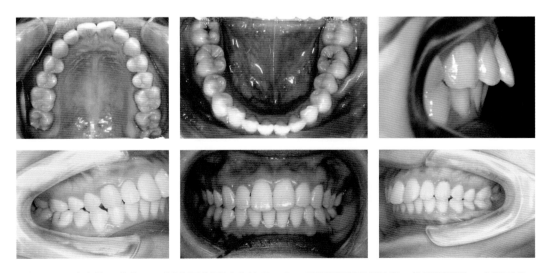

图3-28 治疗前口内像：双侧尖牙磨牙远中关系，上、下颌牙列轻度拥挤，前牙深覆盖，中线不齐。

3. 治疗计划

上颌双侧磨牙远中移动，排齐整平上、下牙列，建立尖牙、磨牙中性关系，前牙正常覆𬌗覆盖，中线居中。考虑到患者上、下牙轻度拥挤，侧貌凸度不大，上颌结节空间充足，因此采用非拔牙矫治推上颌磨牙向远中，用以纠正磨牙Ⅱ类关系，调整中线。通过压低磨牙控制垂直向，实现下颌逆旋。

4. 治疗过程

在患者上颌双侧颧牙槽下嵴和下颌外斜线植入种植钉后，在上颌磨牙上粘接长臂拉钩，拉钩延伸到尖牙，高度与磨牙阻抗中心平齐。拉簧一端固定于种植钉，一端连接在拉钩上，力量约为150 g。通过种植钉对磨牙施加远中移动的作用力，整个过程对前牙无副作用，不会引起前牙唇倾。下颌通过外斜线种植钉施加下颌整体牙弓内收的作用力。后期前牙内收过程中，种植钉又可加强磨牙支抗，防止磨牙支抗丧失（图3-29）。

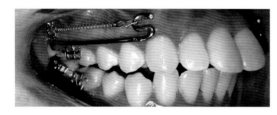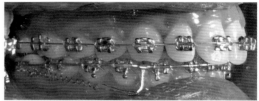

图3-29　颧牙槽下嵴种植钉推磨牙向远中，作用力接近磨牙阻抗中心，磨牙整体远移，且对前牙无副作用，治疗中患者磨牙、尖牙关系改正为中性，前牙覆盖减小。

5. 治疗效果

治疗后双侧尖牙、磨牙中性关系，前牙覆𬌗覆盖正常，中线基本对齐。面型改善明显，颏部明显。侧位片上可以观察到，上、下前牙内收后唇倾度得到较大的改善，软组织改善明显（图3-30～图3-32）。

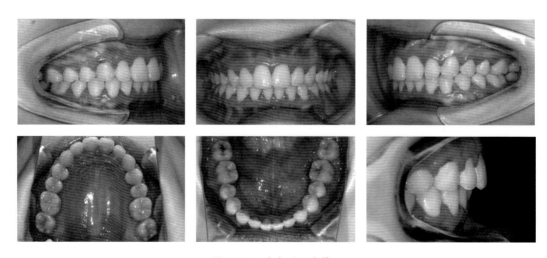

图3-30　治疗后口内像。

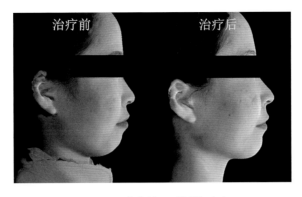

图3-31 治疗前、后侧貌对比。

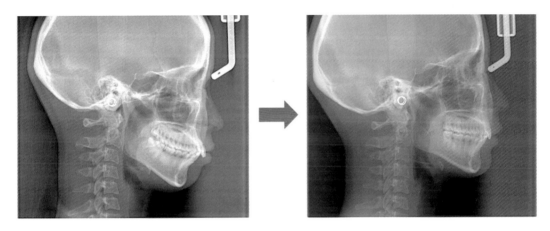

图3-32 治疗前、后侧位片的对比。

【病例2】

1. 主诉

牙齿错乱3年余。

2. 检查

（1）双侧磨牙远中关系。

（2）13牙、23牙位于牙弓外。

（3）上颌牙列重度拥挤。

（4）下颌牙列轻度拥挤（图3-33和图3-34）。

3. 治疗计划

考虑到患者侧貌凸度不大，因此采用非拔牙矫治，推上颌磨牙向远中，获得间隙用以纠正磨牙Ⅱ类关系。上颌双侧推磨牙向远中，排齐整平上、下牙列，建立尖牙、磨牙中性关系，前牙正常覆𬌗覆盖。

4. 治疗过程

在患者上颌腭侧植入种植钉，将16牙、26牙通过腭弓相连。拉簧一端固定于种植

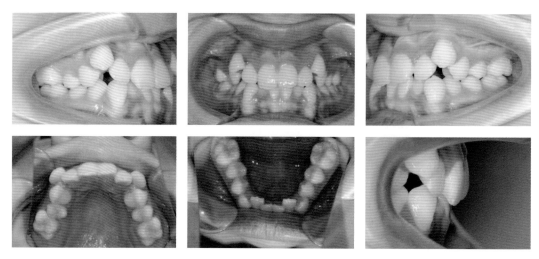

图3-33　治疗前口内像：上颌牙列重度拥挤，下颌牙列轻度拥挤，双侧尖牙磨牙远中关系。

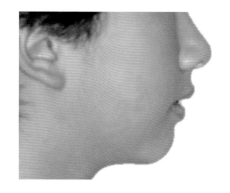

图3-34　患者治疗前面像，侧貌面型较好。

钉，一端连接在腭弓前份上，双侧磨牙受到远中移动的力量，为150 g（关于该腭侧种植钉辅助推上颌磨牙向远中的装置和矫治方法，笔者研究团队已经申请国家发明专利并获得发明专利授权。国家发明专利号：ZL201910551368.X），整个过程对前牙无副作用，不会引起前牙唇倾。当推磨牙向远中获得间隙后，牙弓外的尖牙会自动排齐。推磨牙向远中完成后，继续排齐整平上、下牙列，双侧尖牙磨牙均为标准中性关系（图3-35和图3-36）。

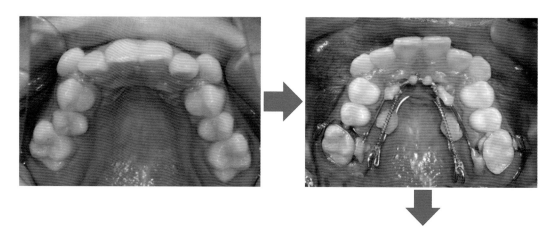

图3-35　上颌腭侧植入种植钉，辅助上颌磨牙远中移动。随着磨牙远移提供间隙后，13牙和23牙自动移动至牙弓，前牙拥挤度自行缓解。

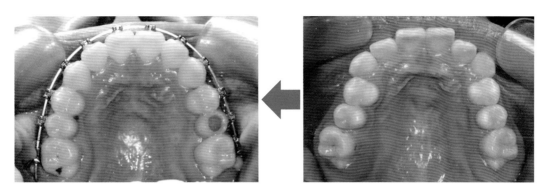

图3-35（续）

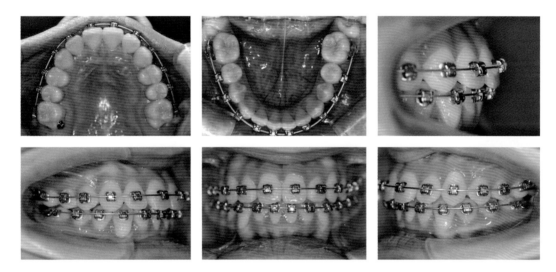

图3-36　治疗中口内像。双侧尖牙磨牙均为中性关系。

【病例3】

1. 主诉

牙齿错乱2年余。

2. 检查

（1）替牙期。

（2）双侧磨牙Ⅱ类关系。

（3）15牙、25牙、35牙未萌、55牙、65牙、85牙滞留，75牙预成冠。

（4）13牙、23牙唇侧错位。

（5）影像学检查示25牙腭侧阻生。

（6）上颌牙列重度拥挤，下颌牙列轻度拥挤（图3-37～图3-39）。

3. 治疗计划

拔除55牙、65牙、75牙、85牙，推上颌磨牙向远中，牵引25牙，排齐整平上、下牙列，建立尖牙、磨牙中性关系。

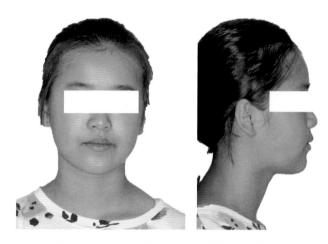

图3-37 治疗前面像，上、下唇位于E线上。

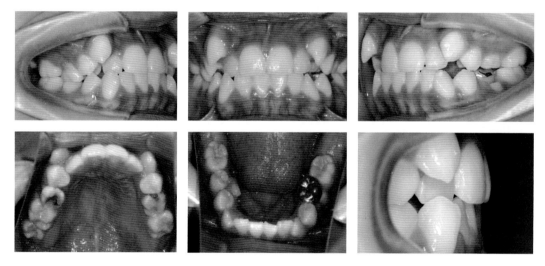

图3-38 治疗前口内像。双侧磨牙关系Ⅱ类，13牙、23牙唇侧错位，上颌重度拥挤，下颌轻度拥挤。

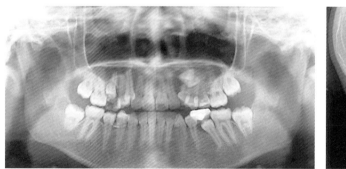
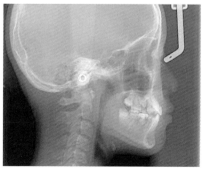

图3-39 治疗前影像学资料显示25牙低位腭侧阻生，毗邻24牙牙根。

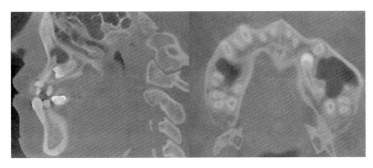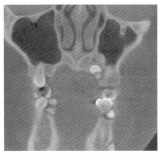

图3-39（续）

4.治疗过程

在患者上颌腭侧植入2枚种植钉，将16牙、26牙通过腭弓相连，加力杆与种植钉相连，通过拉簧施加远移力量。双侧磨牙受力发生远中移动（加力方式如本节病例2，该装置为笔者研究团队申请获得的国家发明专利），为双侧尖牙及阻生的25牙排入牙弓提供间隙，并改善磨牙Ⅱ类关系（图3-40～图3-43）。

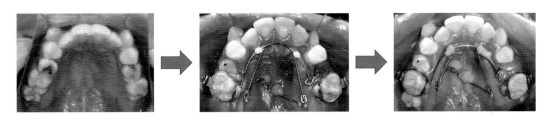

图3-40　16牙、26牙通过腭杆相连，上颌腭侧植入种植钉2枚，支臂与种植钉相连，拉簧一端与支臂连接，另一端与腭杆相连，通过拉簧施加远移力量，辅助上颌磨牙远中移动。2个月后，推磨牙效果良好，15牙萌出，24牙、26牙之间间隙变大，23牙逐渐自行纳入牙弓。

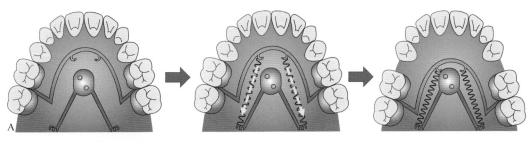

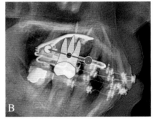

图3-41　推磨牙向远中装置的生物力学分析示意（侧位片并非该患者）。A.上颌腭中缝两侧植入种植钉，铸造2个支臂与种植钉相连，腭弓与支臂末端通过拉簧加力，辅助上颌磨牙远中移动。B.支臂的高度位于磨牙的阻抗中心，因此拉簧施加的远中移动的力量通过磨牙的阻抗中心，使磨牙发生整体平行远中移动。

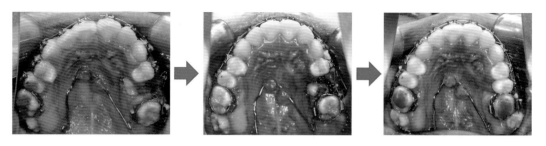

图3-42 当磨牙向远中移动获得间隙后，排齐牙列，将25牙逐渐纳入牙弓。

5. 治疗效果

尖牙、磨牙中性关系，前牙正常覆𬌗覆盖，上、下中线对齐（图3-43）。

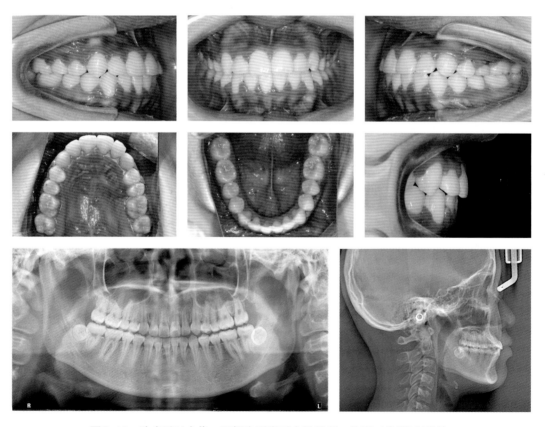

图3-43 治疗后口内像。双侧尖牙磨牙中性关系，前牙正常覆𬌗覆盖。

【病例4】

1. 主诉

嘴凸，露龈笑。

2. 检查

（1）露龈笑。

（2）安氏Ⅰ类。

（3）Ⅲ°深覆盖深覆殆。

（4）轻度拥挤。

（5）18牙、28牙、38牙、48牙阻生（图3-44）。

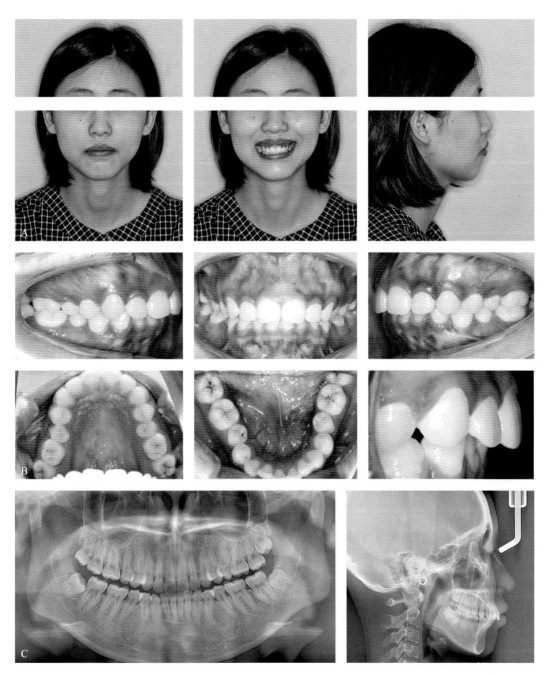

图3-44 患者治疗前资料。A. 患者治疗前面像示患者存在露龈笑，侧貌为凸面型。B. 患者口内照示双侧尖牙磨牙中性关系，前牙Ⅲ°深覆殆深覆盖。C. X线片示18牙、28牙、38牙、48牙阻生。

3. 治疗计划

拔除18牙、28牙、38牙、48牙；配合种植钉支抗远中移动上、下牙列；压低上前牙；正畸治疗后行牙冠延长。

4. 治疗过程

（1）上颌颧牙槽下嵴植入种植支抗，在排齐整平上、下牙列至18×25不锈钢丝阶段后，配合橡皮链整体远移上颌牙列；腭侧双侧后牙区植入种植支抗，配合橡皮链远移上颌磨牙（图3-45）。

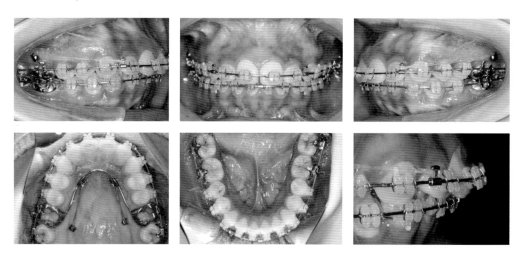

图3-45　口内照示颧牙槽下嵴种植钉整体远移上颌牙列，腭侧种植钉远移上颌磨牙。

（2）颧牙槽下嵴种植支抗整体远移上颌牙列的同时，双侧Ⅲ类牵引整体远移下颌牙列；在上颌侧切牙和尖牙之间不锈钢丝弯制台阶，以压低上前牙；上颌长牵引钩通过橡皮链与颊侧种植支抗相连，以整体内收上前牙（图3-46）。

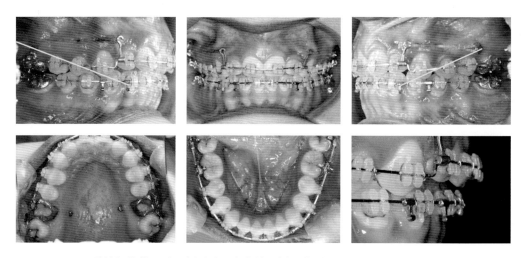

图3-46　种植钉整体远移上颌牙列，内收并压低上前牙，通过Ⅲ类牵引内收下颌牙列。

（3）正畸治疗结束，双侧尖牙磨牙中性关系，前牙正常覆𬌗覆盖。可见上前牙临床牙冠较短，需后续行牙冠延长术（图3-47）。

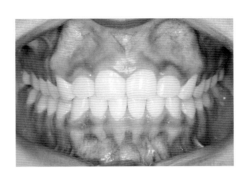

图3-47　正畸治疗结束，上前牙临床牙冠较短，比例不协调。

（4）牙冠延长术过程：用标尺标定牙冠长宽比的黄金比例，然后戴入导板，沿导板边缘切除牙龈，完成后确定牙冠长宽比（图3-48）。

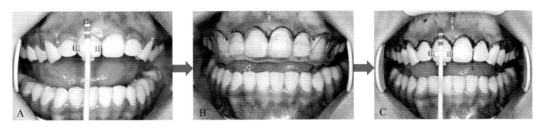

图3-48　牙冠延长术过程。A.标尺标定长宽比。B.导板切龈。C.标尺确定长宽比。

（5）牙冠延长术后，可见上前牙临床牙冠延长，牙冠长宽比例协调（图3-49）。

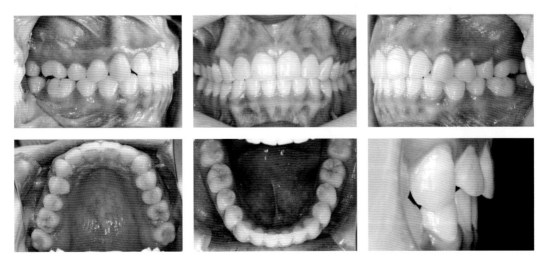

图3-49　牙冠延长术后，上前牙牙冠长宽比例协调。

5. 治疗效果

治疗前、后对比：正面观对比示患者覆𬌗变浅，露龈笑明显改善（图3-50），侧面观对比示患者侧貌凸度明显改善，上、下唇在E线上（图3-51）。

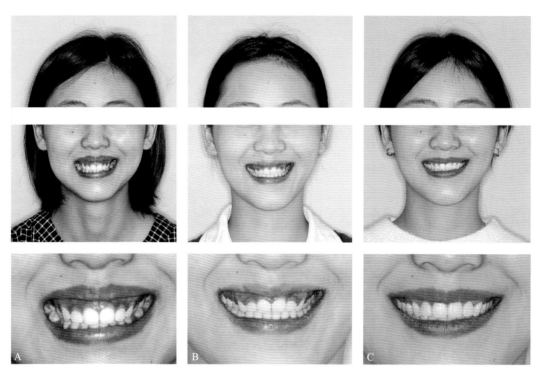

图3-50　正面观对比。A. 正畸治疗前，深覆𬌗，露龈笑严重。B. 正畸治疗后，覆𬌗覆盖正常，露龈笑改善。C. 牙冠延长术后，上前牙牙冠长宽比例协调。

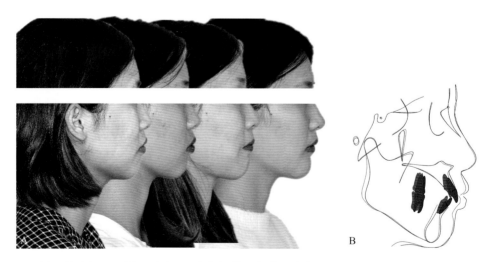

图3-51　侧面观对比。A. 侧面照对比示患者侧貌凸度明显减小。B. 头影测量重叠示上、下颌第一磨牙远中移动，上、下切牙内收较多，上、下唇退回在E线上。

6.讨论分析

（1）种植钉可作为强支抗，实现牙列的整体远中移动。

（2）内收前牙过程中，尽量使力量通过阻抗中心，以实现前牙的整体内收；对于深覆𬌗和露龈笑的患者，要尤其注意内收前牙时的转矩控制和压低。

（3）为改善患者露龈笑，前牙设计了较多压低，牙齿临床冠高度不足，可通过牙冠延长术改善。

【病例5】

1.主诉

牙列不齐，要求矫治。

2.检查

上牙列中度拥挤，双侧磨牙远中关系，前牙Ⅱ°深覆盖，17牙、27牙、37牙、47牙未萌出，32牙、33牙为融合牙，18牙、28牙、38牙、48牙牙胚存（图3-52）。

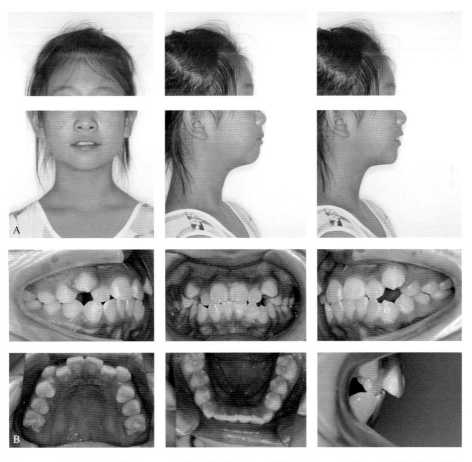

图3-52　患者治疗前资料。A.患者面像照示正、侧貌良好。B.患者口内照示牙列拥挤，双侧磨牙远中关系，前牙Ⅱ°深覆盖，17牙、27牙、37牙、47牙未萌出。C. X线片示32牙、33牙为融合牙，18牙、28牙、38牙、48牙牙胚存。

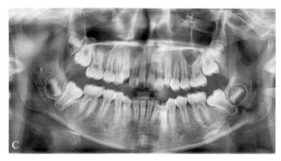
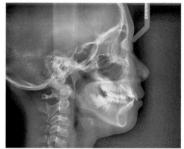

图3-52（续）

3. 治疗计划

腭侧植入种植钉，上颌推磨牙远移创造空间，排齐整平牙列，建立双侧尖牙磨牙中性关系，前牙正常覆𬌗覆盖。

4. 治疗过程

（1）设计上颌磨牙远移装置，计划植入种植钉（图3-53）。

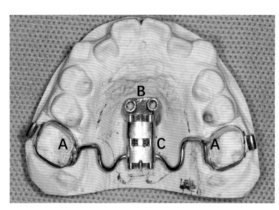
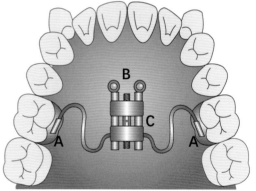

图3-53　上颌磨牙远移装置。A. 带环。B. 种植钉植入孔径。C. 螺旋装置。A+B+C焊接在一起。

（2）戴入装置，植入种植钉（图3-54）。

（3）嘱患者自行用钥匙旋转螺旋装置，1周一次，每次1/4圈（图3-55）。

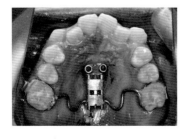
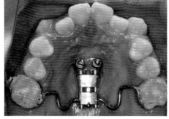
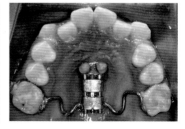

图3-54　粘接带环，戴入装置，再植入种植钉，流体树脂覆盖种植钉。

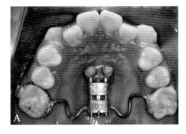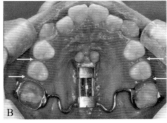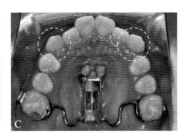

图3-55 A.初戴装置。B.矫治器佩戴6个月。C.矫治器佩戴9个月。

初戴矫治器时，可见13牙、23牙未完全萌出，位于牙弓之外。

矫治器佩戴6个月时，可见前磨牙区出现散在间隙。

矫治器佩戴9个月时，可见13牙、23牙完全萌出，并自行纳入牙弓中。

（4）粘接托槽，排齐整平上、下牙列（图3-56）。

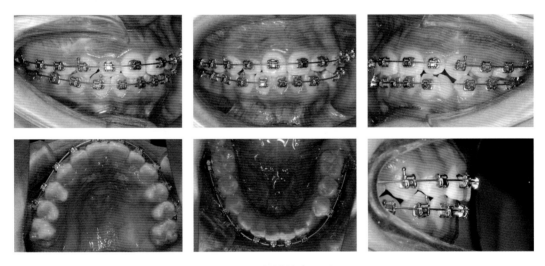

图3-56 托槽排齐整平。

（5）治疗结束，双侧尖牙磨牙中性关系，前牙正常覆𬌗覆盖（图3-57）。

5. 讨论分析

（1）种植钉配合推磨牙远移螺旋装置，可通过患者自行加力，延长患者复诊周期，大大减少每次复诊椅旁时间。

（2）种植钉提供绝对支抗，整个过程对前牙无副作用，不会引起前牙唇倾。

（3）推磨牙远移阶段不需要给患者粘接托槽，在推出间隙后，患者唇肌的力量，可使前磨牙逐渐"漂移"向远中，尖牙也可逐渐自行纳入牙弓，在磨牙远移期间可保证前牙区的美观。

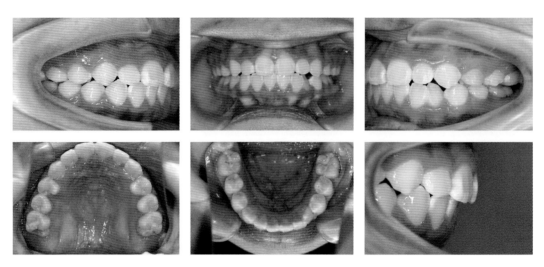

图3-57 治疗结束口内照。磨牙关系中性，前牙正常覆𬌗覆盖，因32牙、33牙为融合牙，下颌中线稍有不齐。

第三节　磨牙近中移动

一、适应证

（1）第一磨牙或第二磨牙缺失，同区第三磨牙发育良好，牙根长度足够。

（2）患者接受长时间的正畸治疗。

二、相对禁忌证

（1）缺牙区牙槽骨严重吸收。

（2）同区第三磨牙牙根短小、牙冠与第二磨牙差距较大。

三、微种植钉辅助相对于传统正畸装置的优点

（1）患者可选择局部正畸，不需要进行全口矫正。

（2）磨牙近中移动力量完全由微种植钉提供，除咬合调整阶段，不对口内其他牙产生影响。

（3）矫正周期相对较短，患者复诊次数少。

四、植入部位

（1）尖牙和第一前磨牙牙根之间或第一前磨牙和第二前磨牙牙根之间，可通过CBCT检查局部牙根之间的空间、牙周情况和骨量，确定植入部位。

（2）上颌建议颊侧和腭侧各植入1枚种植钉。

（3）下颌在颊侧植入1枚种植钉。

五、磨牙近中移动的生物力学分析

选择合适的微种植钉植入部位，磨牙颊舌侧固定长牵引钩，拉簧连接微种植钉与牵引钩，使近中牵引力通过磨牙阻抗中心，实现磨牙近中平行移动。磨牙近中移动到位后可使用片段弓进行咬合调整（图3-58和图3-59）。

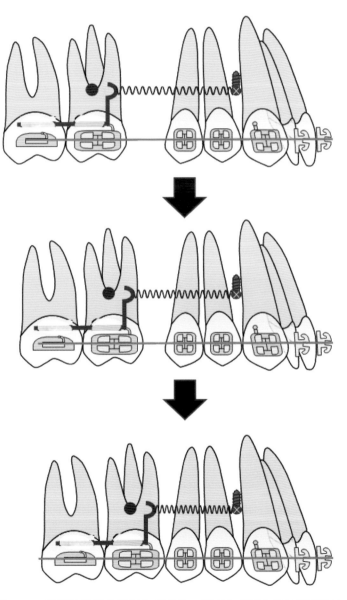

图3-58　拉簧连接微种植钉与牵引钩，使近中牵引力通过磨牙阻抗中心，实现磨牙近中平行移动。

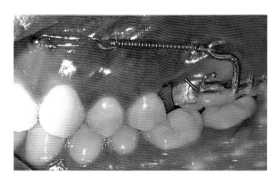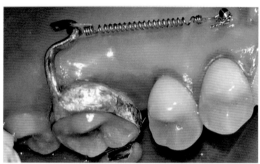

图3-59 在颊舌侧分别植入种植钉，通过磨牙的长拉钩对磨牙施加近中移动的作用力。该作用力通过磨牙的阻抗中心，实现磨牙的整体平行近中移动。另外，颊舌侧同时加力，可避免磨牙近中移动过程中出现扭转。

六、病例展示

【病例1】

1. 主诉

右上后牙"咬裂"2周。

2. 检查

（1）17牙已行根管治疗，根管治疗不彻底。

（2）18牙垂直萌出，牙冠牙根发育良好（图3-60）。

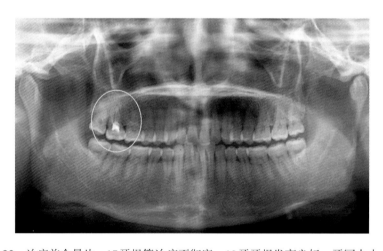

图3-60 治疗前全景片。17牙根管治疗不彻底，18牙牙根发育良好，牙冠大小合适。

3. 治疗计划

经过多学科诊疗后，给患者提供以下3个治疗方案：

（1）若17牙折较浅，尝试17牙内科治疗，17牙根管再治疗后行冠修复。

（2）若17牙折较深，拔除17牙后行17牙的种植修复。

（3）局部矫正，拔除17牙，近中移动18牙代替17牙。

向患者详细告知3个治疗方案各自的优缺点后，患者最终选择第3个治疗方案。

4.治疗过程

在14牙、15牙的颊舌侧分别植入微种植钉1枚，在18牙带环的颊舌侧焊接长臂牵引钩，拉簧连接长牵引钩与种植钉，颊舌侧同时加力，力量通过18牙阻抗中心，实现18牙整体平行近中移动（图3-61～图3-64）。

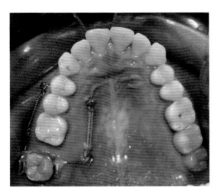
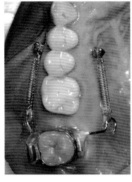
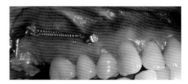
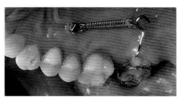

图3-61　治疗中口内像。在颊舌侧种植钉和磨牙颊舌侧的长臂拉钩之间放置拉簧，提供磨牙近中移动的作用力，该作用力通过磨牙的阻抗中心，实现磨牙整体平行近中移动。

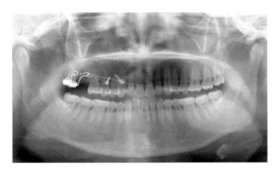
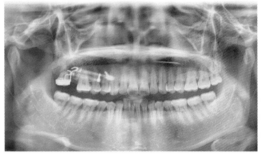

图3-62　前磨牙牙根之间植入微种植钉，18牙颊舌侧固定长牵引钩，近中牵引18牙。

图3-63　牵引1个月后，18牙近中移动明显。

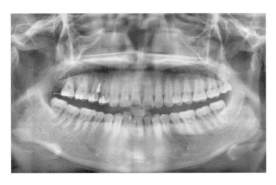

图3-64　牵引4个月后，18牙移动到原17牙位置。

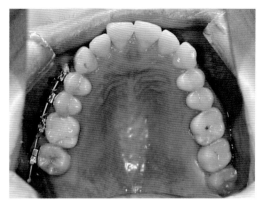
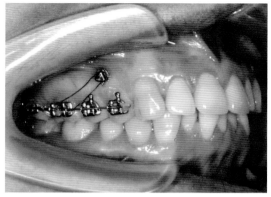

图3-65 片段弓调整咬合。

5. 治疗效果

18牙近中移动到位后和16牙邻接关系好，和对颌47牙咬合关系好。由于患者为局部矫治，仅涉及A区后牙，因此前牙拥挤未得到改正（图3-66）。

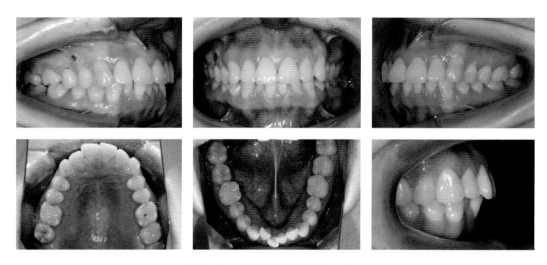

图3-66 局部矫治结束后口内照。

【病例2】

1. 主诉

右下"大牙"缺失5年余。

2. 检查

（1）47牙缺失。

（2）48牙近中倾斜，48牙殆面龋坏，牙冠牙根发育良好（图3-67和图3-68）。

3. 治疗计划

经过多学科诊疗后，为患者提供以下2个治疗方案：

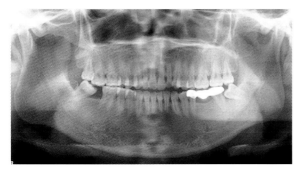 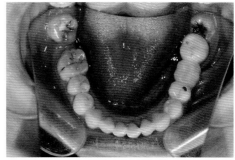

图3-67 治疗前全景片。47牙缺失，48牙近中倾斜。 图3-68 治疗前口内像。47牙缺失，48牙
48牙牙根发育良好。 近中倾斜。

（1）拔除48牙，47牙缺牙区行种植修复。

（2）局部矫正，近中移动48牙代替47牙。

向患者详细告知2个治疗方案各自的优、缺点后，患者最终选择第2个治疗方案。

4. 治疗过程

44牙和45牙牙根之间植入1枚种植钉（8 mm × 1.4 mm），48牙粘接颊面管，通过不锈钢丝或TMA丝弯制Albert曲，将Albert曲远中段插入48颊面管内，并将Albert曲近中段与种植钉刚性固定。Albert曲一方面可以提供48牙近中移动的作用力，另一方面可以提供48牙远中竖直的作用力以避免48牙近中倾斜。利用种植钉和Albert曲近中竖直并近中移动下颌磨牙的矫治方法和矫治装置已由笔者的研究团队申请国家发明专利并获得授权［国家发明专利，专利号：ZL201910550622.4，Albert曲的命名源于第一发明人龙虎（Albert Long）的英文名］（图3-69）。

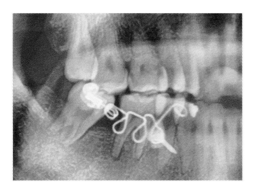

图3-69 通过Albert曲竖直并近中移动近中倾斜的48牙。该Albert曲有很多亚类，该病例展示的是其中一种。

5. 治疗效果

治疗结束后，48牙近中移动到位，全景片示48牙牙根平行度好。种植支抗保存前牙支抗效果好，前牙未发生支抗丧失或远中移动（图3-70和图3-71）。

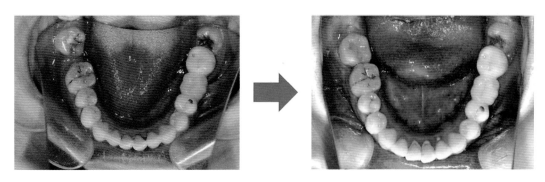

图3-70 治疗前、后口内像对比。48牙近中移动到位，和46牙邻接关系良好。

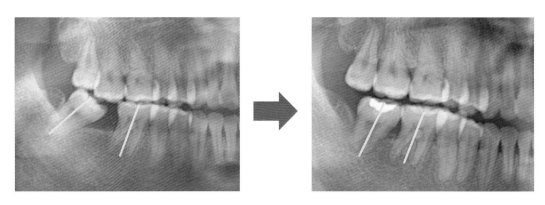

图3-71 治疗前、后全景片对比。48牙近中移动到位，和46牙建立良好邻接关系。48牙近中移动后牙根平行度良好。

第四节 改正前牙开𬌗

一、前牙开𬌗的矫治策略

（1）肌功能训练：纠正口腔不良习惯，如伸舌吞咽、吮吸习惯、吐舌、口呼吸、咬物等。

（2）正颌外科：严重的骨性开𬌗或因颞下颌关节骨关节炎导致的关节吸收和下颌顺时针旋转引起的骨性开𬌗，需配合外科手术矫治。

（3）正畸治疗：压低磨牙、伸长前牙、压低磨牙+伸长前牙。

本章节仅介绍通过种植钉压低后牙改善前牙开𬌗的方法。

二、适应证

（1）前牙开𬌗。

（2）需要使用弹力牵引纠正矢状关系且需垂直向控制的患者。

（3）只能通过后牙压低而不能前牙伸长的患者：前牙开𬌗伴露龈笑。

三、种植支抗相对于传统正畸装置的优点

种植钉提供绝对支抗压低后牙改善开𬌗，避免前牙伸长，尤其适用于伴露龈笑的开𬌗患者。因此，在正畸治疗前牙开𬌗患者之前，需要全面评估患者开𬌗的原因和临床表现，以便综合制订出正畸方案。

四、种植支抗植入位置

（1）颊侧牙根之间（8 mm）。
（2）颊侧颧牙槽下嵴（10 mm或12 mm）。
（3）腭侧（8 mm）。

五、种植支抗压低后牙可能出现的问题及应对策略

如果只在颊侧或者腭侧植入种植钉压低后牙，则可能出现后牙在压低的同时出现颊倾或者舌倾。应对策略包括以下2种。
（1）在颊侧和腭侧同时各植入1枚种植钉，颊侧和腭侧同时施力，对磨牙进行整体压低。
（2）在颊侧或者腭侧植入种植钉，配合上颌后牙TPA或者下颌舌弓防止磨牙的倾斜。

六、微种植钉植入位置（表3-1）

表3-1 微种植钉植入位置

种 类	位 置
8 mm （10 mm） （12 mm）	颊侧： • 置于第一磨牙和第二磨牙之间（某些病例可置于上颌第一磨牙和第二前磨牙的膜龈联合处，或是稍高于膜龈联合处）（8 mm） • 置于颧牙槽（下）嵴（10 mm或12 mm） 微种植钉的植入位置应在避开可动黏膜的情况下尽量靠近龈方，这样才有更多的磨牙压入的空间，以避免磨牙压低过程中触碰到种植钉 腭侧： • 腭中缝（8 mm） • 颊侧种植钉的腭侧对应位置（8 mm）

七、附件（表3-2）

表3-2 附件种类和位置

种 类	位 置
拉簧 （橡皮链）	拉簧一端连接微种植钉，另一端绕过弓丝下方或磨牙托槽后，连接微种植钉头部

八、矫治方式

颊侧种植钉与TPA联合使用压低后牙。颊侧种植钉压低后牙时，由于其压低的作用力位于后牙阻抗中心的颊侧，后牙容易发生颊侧倾斜，腭尖伸长，可进一步加重开𬌗。因此需要同时在腭侧植入种植钉进行颊舌侧同时压低，或在双侧磨牙上使用TPA，控制磨牙的宽度，避免上颌磨牙颊侧倾斜，实现上颌后牙的整体平行压低（图3-72）。

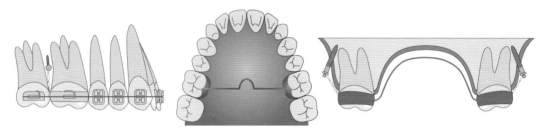

图3-72 颊侧种植钉和腭侧TPA联合使用实现后牙的整体平行压低，避免颊侧倾斜。

九、病例展示

【病例】

该患者治疗前存在开𬌗，后牙磨耗重，治疗中开𬌗加重，5-5均为开𬌗（图3-73）。

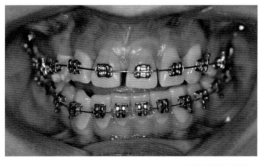
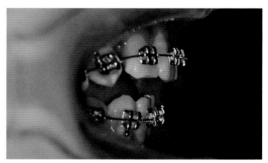
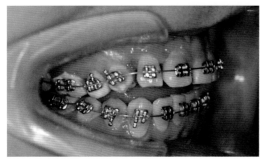
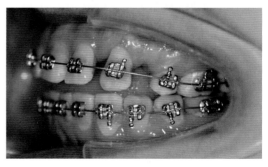

图3-73 患者5-5广泛性开𬌗。

1. 治疗计划

压低上颌磨牙，改善前牙开𬌗。在患者上颌双侧第一磨牙和第二磨牙之间各植入1枚8 mm种植钉，并在上颌双侧6牙和7牙之间粘接TPA，用于防止上颌后牙在压低过程中的颊倾（图3-74～图3-77）。

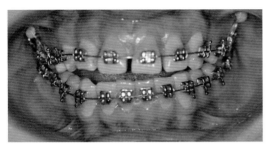
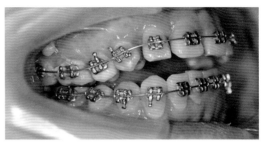

图3-74　在双侧第一磨牙和第二磨牙之间植入 8 mm种植钉，用于上颌磨牙的压低。

图3-75　右侧通过颊侧种植钉与磨牙之间放置链状橡皮圈，用于磨牙压低。

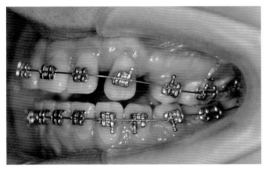
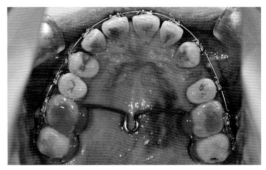

图3-76　左侧通过颊侧种植钉与磨牙之间放置链状橡皮圈，用于磨牙压低。

图3-77　上颌磨牙之间放置TPA，防止后牙在压入过程中发生颊侧倾斜。

2. 治疗效果

通过后牙压低和下颌逆旋，前牙开𬌗得到解除，考虑到开𬌗有复发趋势，治疗结束时后牙的压低为过矫治，即后牙存在小开𬌗（图3-78）。

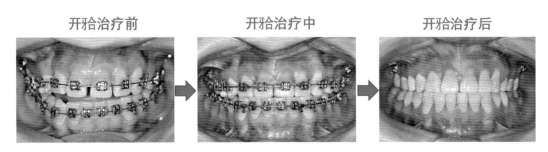

开𬌗治疗前　　　　　开𬌗治疗中　　　　　开𬌗治疗后

图3-78　上颌颊侧种植钉联合腭侧TPA压低后牙，通过下颌逆旋改正前牙开𬌗。后牙压低设计为过矫治，即治疗结束后后牙存在小开𬌗，能在一定程度上抵消前牙开𬌗的复发。由于前牙存在Bolton比不调，所以治疗后上、下中线略微不齐。

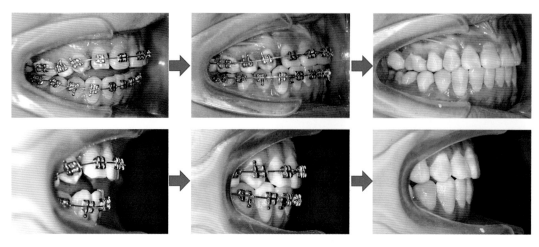

图3-78（续）

第五节　上颌𬌗平面偏斜

一、𬌗平面偏斜矫治策略

（1）正颌外科：严重的骨性𬌗平面偏斜需配合正颌外科手术。

（2）正畸治疗：压低伸长的磨牙或前牙、伸长对侧牙列，压低＋伸长同时进行。

本节仅介绍通过正畸治疗改善𬌗平面偏斜的方法。

二、适应证

𬌗平面偏斜。

三、种植支抗相对于传统正畸装置的优点

（1）作用力相对单一，生物力学分析相对简单。

（2）节省临床椅旁操作时间。

（3）避免复杂的弓丝弯制。

（4）避免支抗牙的移动，矫治效率高。

四、种植支抗植入前

更换至不锈钢丝，以便使用微种植钉时可以提供良好的弓丝强度和转矩控制。

五、种植支抗植入位置

（1）颊侧牙根之间。

（2）颊侧颧牙槽嵴。

（3）腭侧。

（4）下颌牙根之间。

（5）颊棚区。

对于骀平面偏斜通常需要压低伸长处，可根据伸长区域的不同，选择不同的位置植入种植钉，种植钉直接加力或者间接加力。

颊侧种植钉容易引起牙冠颊向倾斜，因此，种植钉直接加力可以在颊腭侧同时植入，平行压低；种植钉间接加力系统需使其加力方向平行于牙长轴，或颊腭侧同时植入，平行压低。

若患者不需控制垂直向高度，则只需压入伸长的牙列；若患者为高角，需要做垂直向控制，则需在对侧牙列、牙根之间植入种植钉，同时压入伸长的上颌牙列和对侧下颌牙列。

六、微种植钉植入位置（表3-3）

表3-3　微种植钉植入位置

种　类	位　　　　置
8 mm （10 mm） （12 mm）	上颌颊侧： • 置于第一磨牙和第二磨牙之间（某些病例可置于上颌第一磨牙和第二前磨牙的膜龈联合处，或是稍高于膜龈联合处） • 置于颧牙槽（下）嵴 　即使微种植钉难以避开可动黏膜，也应保证微种植钉及配件不会影响唇颊系带 上颌腭侧： • 颊侧相应的腭侧位置 • 腭中缝 下颌： • 牙根之间 • 颊棚区

七、附件（表3-4）

表3-4　附件种类和位置

种　类	位　　　　置
拉簧 （橡皮链）	拉簧一端连接微种植钉，另一端绕过弓丝下方或磨牙托槽后，连接微种植钉头部

八、矫治方式

（1）情况1：使用种植钉直接压低伸长的上颌牙列，垂直牵引伸长同侧下颌牙列，最后实现𬌗平面偏斜的改正（图3-79～图3-83）。

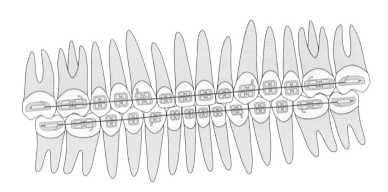

图3-79　治疗前𬌗平面偏斜。

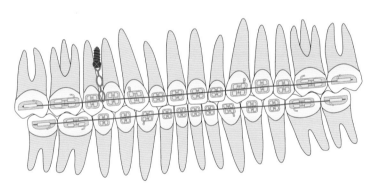

图3-80　于右侧上颌前磨牙牙根之间植入种植钉，主弓丝与链状橡皮圈直接加力，压低伸长的右侧上颌后牙。

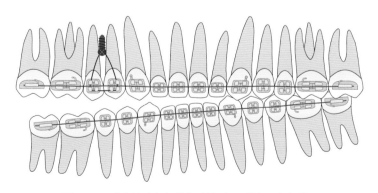

图3-81　右侧上颌后牙被压低后，刚性固定保持。

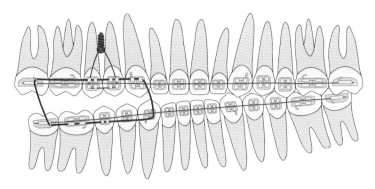

图3-82　橡皮圈牵引，伸长同侧下颌后牙。

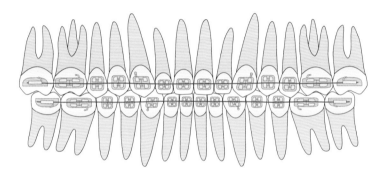

图3-83　𬌗平面偏斜改正。

（2）情况2：使用种植钉直接压低伸长的上颌牙列，同时压低对侧下颌牙列，在改正𬌗平面偏斜时控制垂直向（图3-84～图3-87）。

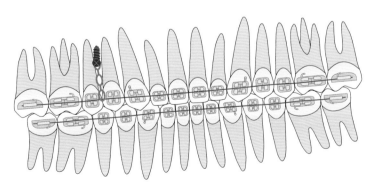

图3-84　𬌗平面偏斜。右侧上颌前磨牙牙根之间植入种植钉，橡皮链与主弓丝加力，压低右侧上颌后牙。

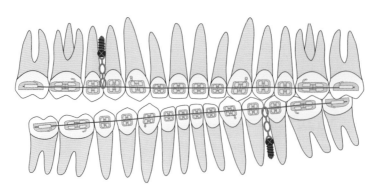

图3-85　然后于左侧下颌前磨牙牙根之间植入种植钉，橡皮链与主弓丝加力，压低左侧下颌后牙。

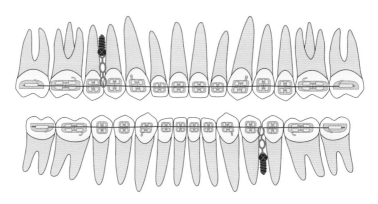

图3-86　右侧上颌后牙和左侧下颌后牙均得到有效压低。

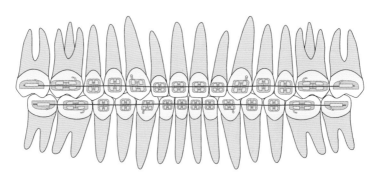

图3-87　下颌逆旋后𬌗平面偏斜得到改正。

（3）情况3：一侧上、下颌牙列均存在伸长，需要同时对该侧上、下颌牙列进行压低（图3-88～图3-91）。

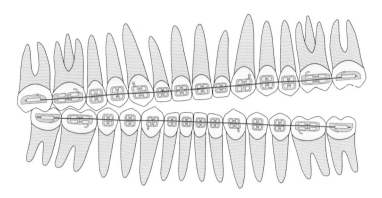

图3-88　殆平面偏斜，右侧上、下后牙均伸长，左侧后牙开殆。

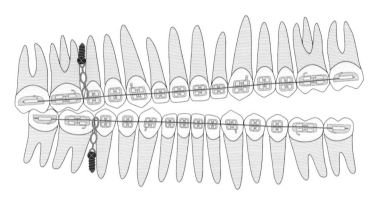

图3-89　于右侧上、下颌前磨牙牙根间各植入1枚植入种植钉，橡皮链与主弓丝加力，压低右侧上、下颌后牙。

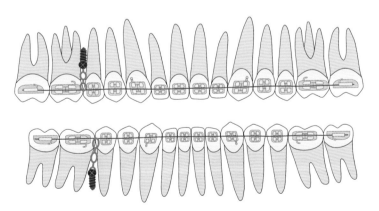

图3-90　右侧上、下颌后牙得到有效压低。

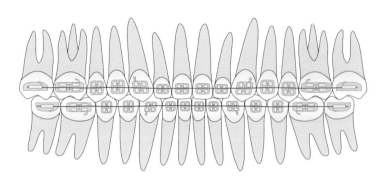

图3-91 下颌逆旋后𬌗平面偏斜得到改正。

九、病例展示

【病例1】

患者下颌𬌗平面偏斜,上颌𬌗平面略偏斜,右侧上、下后牙均伸长。治疗方案为同时压低右侧上、下颌后牙,改正𬌗平面(图3-92)。

1. 治疗计划

压低右侧上、下颌后牙,改正𬌗平面偏斜。在患者右侧上颌颧牙槽下嵴和右侧下颌颊棚区各植入1枚种植钉,种植钉直接加力后同时压低右侧上、下颌后牙(图3-93)。

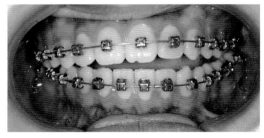

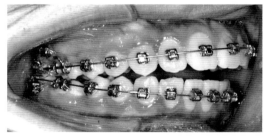

图3-92 患者𬌗平面偏斜,右侧上、下颌后牙均伸长。

图3-93 上颌颊侧和下颌颊侧各植入1枚种植钉,用于压低右侧上、下颌后牙。

2. 治疗效果

右侧后牙压低后,𬌗平面偏斜问题得到改正(图3-94)。

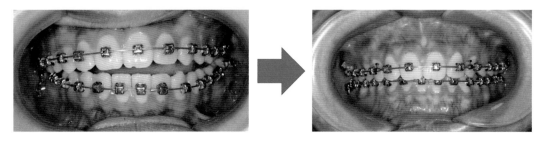

图3-94 𬌗平面改正前、后的对比。

【病例2】

患者下颌平面偏斜，左侧下颌前磨牙段伸长。治疗方案为使用种植钉压低左侧下颌后牙，改正𬌗平面（图3-95）。

1. 治疗计划

种植支抗压低左侧下颌后牙，改正𬌗平面偏斜。在患者左侧下颌尖牙与第一前磨牙牙根之间植入1枚种植钉，链状橡皮圈通过种植钉直接加力后压低左侧下颌前磨牙段（图3-96）。

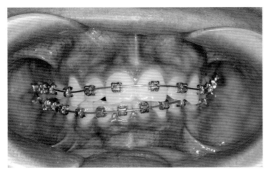 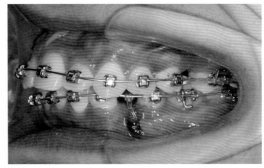

图3-95 患者的𬌗平面偏斜，左侧下颌前磨牙段伸长。　图3-96 左侧下颌尖牙与第一前磨牙牙根之间植入1枚种植钉，链状橡皮圈直接加力，压低左侧下颌前磨牙段。

2. 治疗效果

左侧前磨牙段压低后，𬌗平面偏斜得到改正（图3-97）。

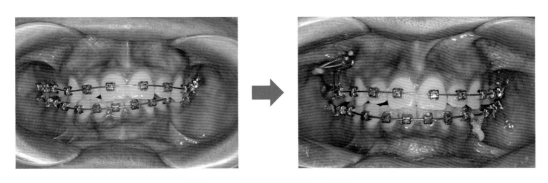

图3-97 𬌗平面改正前、后对比。

【病例3】

患者治疗过程中𬌗平面偏斜，上颌右侧尖牙区伸长。治疗方案为使用种植钉压低右侧上颌尖牙区，改正𬌗平面（图3-98）。

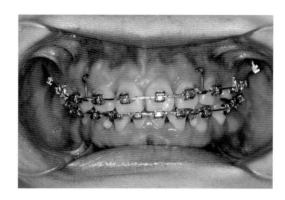

图3-98 上颌平面偏斜，右侧上颌尖牙段伸长。

1. 治疗计划

弯制小圈曲，利用已存在的右侧上颌颧牙槽嵴种植钉直接连接小圈曲。小圈曲激活加力后压低右侧前牙段，改善殆平面偏斜（图3-99）。

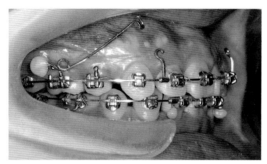 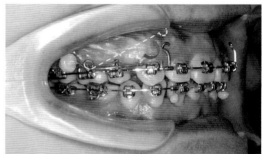

图3-99 小圈曲激活后提供压入力量，压低右侧尖牙段牙列，改正殆平面偏斜。

2. 治疗效果

殆平面偏斜得到改善（图3-100）。

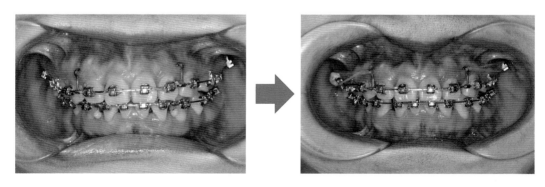

图3-100 殆平面改正前、后的对比。

第六节　磨牙压低

一、适应证

需要压低伸长的磨牙。

二、禁忌证

需要压低的磨牙存在重度慢性牙周炎。

三、支抗系统相对于传统正畸装置的优点

（1）能够压低1颗或1组牙而不会引起支抗牙的伸长。

（2）治疗时不需要所有牙齿粘接托槽。

（3）磨牙压低的效率高，压低量大。

四、微种植钉植入部位

一般来说，因为对颌牙缺失导致磨牙伸长主要出现在上颌，而下颌磨牙伸长的较少，因此，本节主要讨论上颌磨牙伸长的压低。为了避免单纯颊侧种植钉和单纯腭侧种植钉施力时导致的磨牙颊侧倾斜和腭侧倾斜，一般建议在需要压低磨牙的颊侧和腭侧同时植入种植钉，并同时施加颊侧和腭侧压低的作用力，或者制作上颌横腭杆或者下颌舌弓维持磨牙之间的宽度，从而保证磨牙的整体平行压低。

（1）颊侧植入位点：①后牙牙根之间。②颧牙槽下嵴。

（2）腭侧植入位点：①后牙牙根之间。②腭中缝。③腭中缝两侧。

从𬌗面观，颊侧种植钉和腭侧种植钉的连线应通过磨牙𬌗面的中央窝，这样就可以保证磨牙在压低的过程中不会发生近中或远中倾斜（图3-101）。

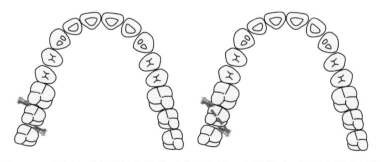

图3-101　从𬌗面观，颊侧和腭侧种植钉的排列成对角线，这样就可以保证磨牙受到的压入力通过阻抗中心，避免磨牙发生近远中倾斜和颊舌侧倾斜。

五、保持

磨牙压低后保持十分重要，如果不及时进行对颌牙的修复，压低的磨牙很快就会伸长复发至初始状态。因此，倘若患者不及时进行修复对颌的缺失牙，需要对已经压低的磨牙进行保持。

六、病例展示

【病例1】

1. 主诉

要求压低左上后牙后种植修复左下后牙。

2. 检查

27牙殆向伸长（图3-102）。

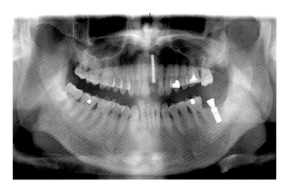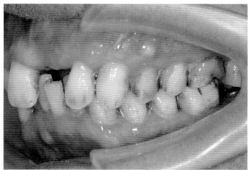

图3-102 全景片和口内检查发现27牙严重伸长，37牙种植修复垂直空间不足。

3. 治疗计划

（1）27牙颊腭侧各植入8 mm微种植钉1枚，压低27牙。

（2）植入微种植钉后，殆面堆积树脂固位，拉簧加力。

（3）治疗过程中使用橡皮链持续加力。

（4）27牙成功压低后保持。

4. 治疗过程

（1）患者治疗前27牙严重伸长，37牙种植修复垂直空间不足（图3-102）。

（2）在颊腭侧同时植入种植钉，通过拉簧跨过殆方对磨牙同时施加颊舌侧压低的作用力（图3-103）。

（3）磨牙压低治疗过程中，伸长的27牙得到一定程度的压低（图3-104）。

（4）27牙被成功压低后，37牙种植修复垂直空间足够（图3-105）。

（5）27牙压低后保持，通过不锈钢丝对27牙进行刚性固定，并嘱患者尽快行冠修复（图3-106）。

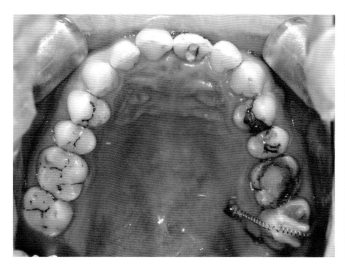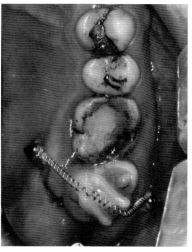

图3-103　颊舌侧种植钉同时对27牙施加压低的作用力，从而避免27牙的颊舌向倾斜。

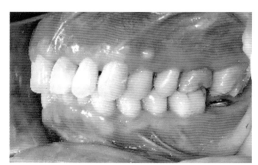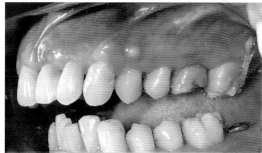

图3-104　治疗中27牙压低过程中。

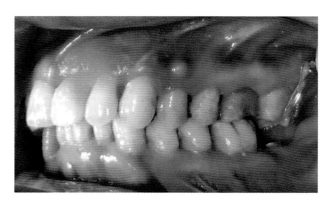

图3-105　27牙成功压低，37牙垂直修复空间足够。

（6）治疗后27牙被压低后，为37牙牙冠修复提供足够的垂直空间，37牙牙冠修复后咬合良好（图3-107）。

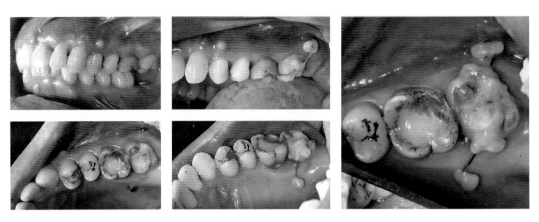

图3-106 种植钉和不锈钢丝对27牙进行刚性固定，保持27牙垂直高度。

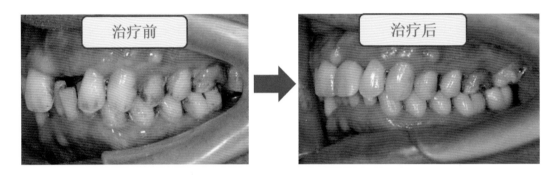

图3-107 治疗前、后口内像对比。

（7）治疗前、后影像学变化（图3-108）。

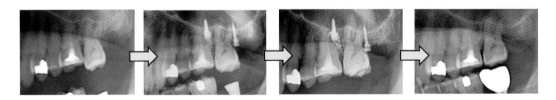

图3-108 治疗前、后影像学变化。

【病例2】

1. 主诉

上颌后牙缺失5年余。

2. 检查

（1）16牙、17牙、25牙和26牙缺失。

（2）27牙Ⅱ～Ⅲ度松动。

（3）36牙、37牙、46牙和47牙伸长（图3-109）。

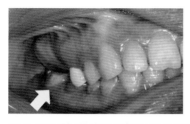
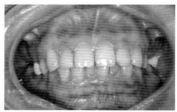
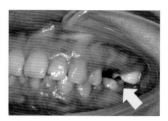
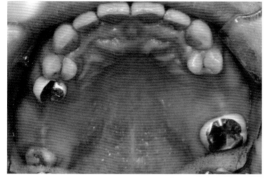
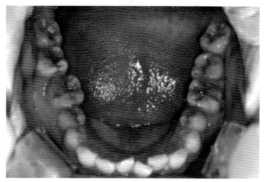

图3-109 治疗前口内像和全景片。16牙、17牙、25牙、26牙缺失，黄色箭头表示伸长的下颌磨牙。

3. 治疗计划

正畸-种植修复联合治疗。

（1）正畸压低伸长的36牙、37牙、46牙和47牙，创造对颌缺失牙修复空间。

（2）16牙和17牙缺牙区各植入1枚种植体，后期修复。

（3）拔除松动的27牙，在25牙缺牙区和27牙拔牙窝各植入1枚种植体，后期行修复桥修复。

4. 治疗过程

（1）设计并加工铸造连接36牙、37牙、46牙和47牙的舌弓装置（图3-110）。

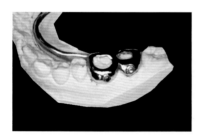
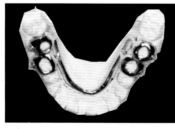
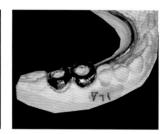

图3-110 治疗前加工铸造的舌弓装置，该舌弓装置覆盖36牙、37牙、46牙和47牙的殆面，磨牙的颊侧设计舌钮。便于后期施加压低的作用力。

（2）在下颌双侧颊棚区各植入1枚8 mm种植支抗，并通过在磨牙颊侧焊接的舌钮和种植钉之间放置橡皮链，施加磨牙压低的作用力（图3-111）。

（3）36牙、37牙、46牙和47牙压低到位，为对颌牙种植修复提供了足够的垂直空间（图3-112）。

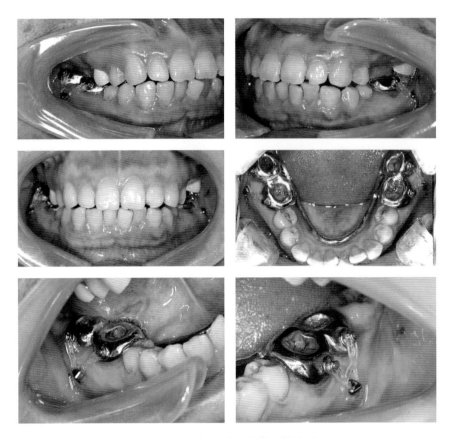

图3-111　颊棚区种植支抗压低磨牙。

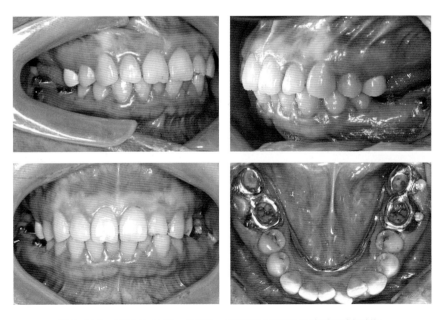

图3-112　伸长的36牙、37牙、46牙和47牙已经成功压低到位。

（4）在16牙、17牙、25牙、27牙缺牙区各植入1枚种植体，并拆除下颌舌弓装置（图3-113和图3-114）。

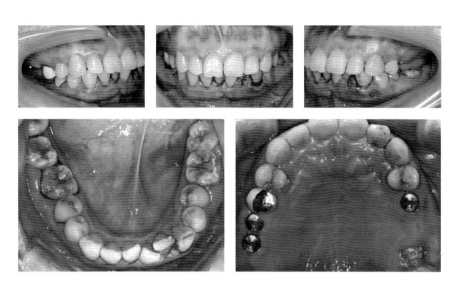

图3-113　上颌植入4枚种植体。

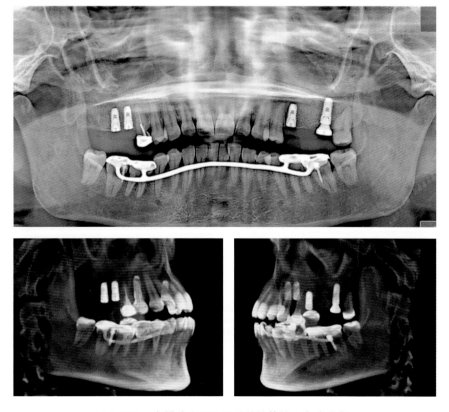

图3-114　全景片和CBCT示种植体植入角度良好。

（5）6个月后，待种植体周围牙槽骨恢复后，二期行上部冠修复，下颌磨牙持续压低7个月，上、下颌足够垂直空间后即进行一期种植手术。种植术后继续压低4个月，空间足够后随即进行种植二期冠修复。修复后，后牙咬合良好（图3-115和图3-116）。

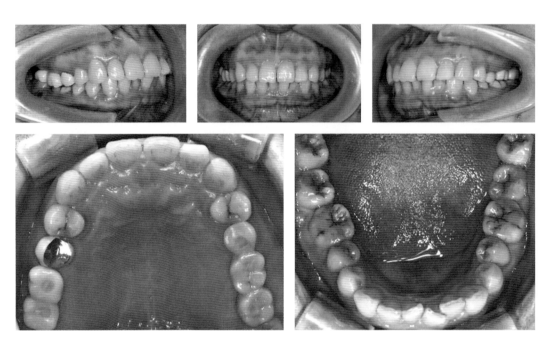

图3-115 治疗后的口内像。

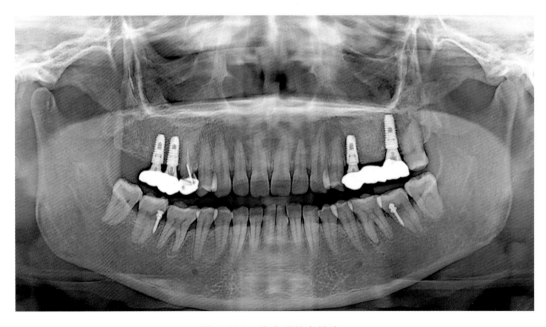

图3-116 治疗后的全景片。

（6）治疗后12个月随访情况见图3-117和图3-118。

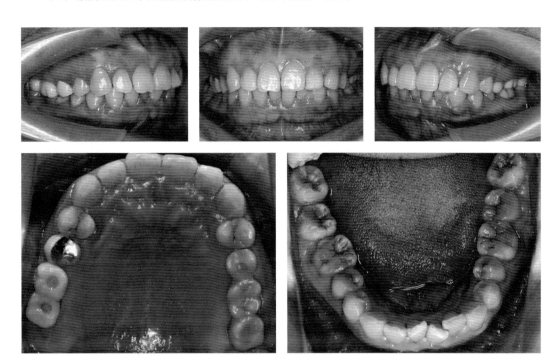

图3-117 治疗后12个月之间的随访口内像。种植体和牙冠稳定，后牙咬合良好。

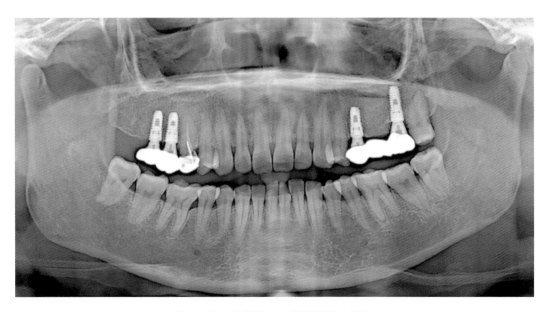

图3-118 治疗后12个月随访的全景片。

5. 生物力学分析

种植支抗植入的部位是下颌颊棚区，倘若直接通过种植钉对单侧后牙施加压低的作用力，由于种植钉在颊侧，压低的作用力对后牙压低的同时会产生后牙颊倾的作用。倘若双侧后牙粘接舌弓，能起到稳定后牙宽度，防止后牙颊倾的副作用，从而实现后牙的平行压低（图3-119）。

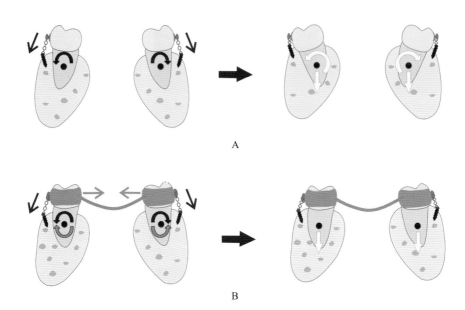

图3-119　颊棚区种植钉压低双侧后牙的生物力学分析。A. 在颊棚区种植钉与后牙颊侧舌钮之间放置链状橡皮圈对后牙施加压入力（蓝色箭头）。由于压低的作用力位于后牙阻抗中心的颊侧，该压入力在对后牙压低的同时产生颊倾的副作用（白色箭头）。B. 双侧后牙之间粘接舌弓，稳定后牙宽度。颊棚区种植钉通过链状橡皮圈对后牙施加压低的作用力（蓝色箭头），舌弓同期产生与压入力水平分量大小相等、方向相反的作用力（灰色尖头），防止后牙颊倾，最终产生后牙的整体平行压低（白色箭头）。

【病例3】

1. 主诉

嘴凸。

2. 检查

（1）安氏Ⅱ类，骨性Ⅱ类，均角。

（2）深覆𬌗深覆盖。

（3）上、下唇在E线前方。

（4）下颌后缩。

（5）凸面型（图3-120～图3-122）。

3. 治疗方案

（1）拔除14牙、24牙、35牙和45牙。

（2）固定矫治，上颌重度支抗内收前牙。

（3）上颌使用TPA+Nance托加强支抗。

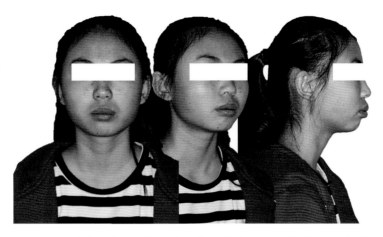

图3-120　患者治疗前面像。治疗前正貌观和45°面像观上、下唇较凸，侧貌观上、下唇在E线前方，凸面型。

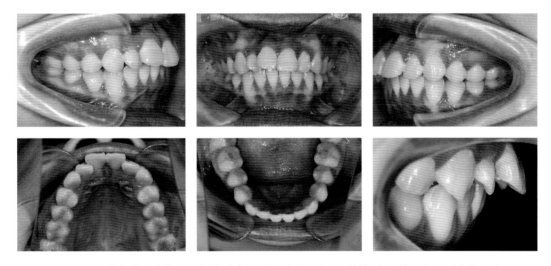

图3-121　治疗前口内像。双侧尖牙磨牙Ⅱ类关系，上、下颌轻度拥挤，上、下中线不齐。

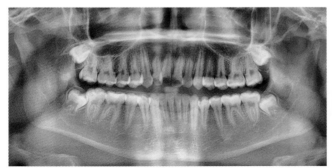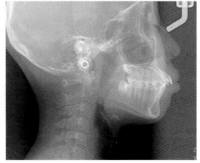

图3-122　患者治疗前全景片和侧位片。侧位片示患者上、下前牙唇倾，上、下唇在E线前方。

4. 治疗过程

（1）粘接上、下颌牙列托槽，排齐整平阶段在上颌16牙和26牙之间粘接TPA+Nance托（图3-123）。

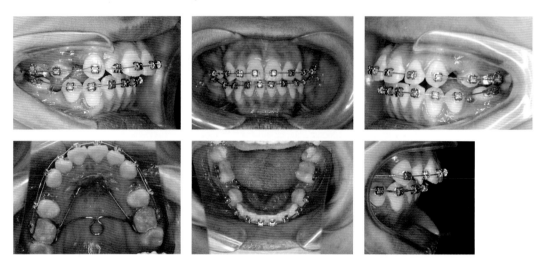

图3-123 治疗4个月的口内像。上、下颌牙列正处于排齐整平阶段，上颌16牙和26牙上放置TPA和Nance托加强支抗。

（2）治疗过程中发现患者上颌磨牙存在一定程度的支抗丧失，上、下颌牙列拔牙间隙关闭了2/3以上。虽然上、下唇的凸度得到一定程度的改善，但下颌仍然后缩，颏部不明显（图3-124和图3-125）。考虑到支抗存在一定程度的丧失和颏部不明显的问题，治疗中改变治疗方案：拔除18牙、28牙、38牙和48牙，上颌腭侧植入种植钉，推磨牙向远中，并在该过程中压低磨牙，进行垂直向控制，以期下颌逆时针旋转。

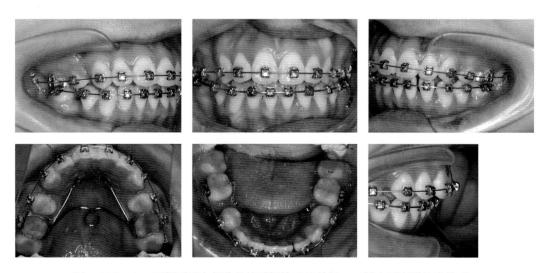

图3-124 上、下颌牙列大部分的拔牙间隙已经关闭，双侧尖牙磨牙Ⅱ类关系。

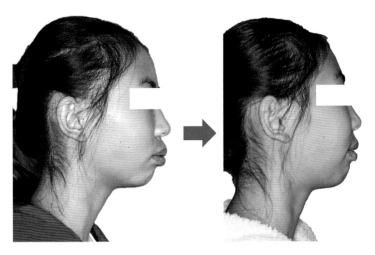

图3-125 治疗前和治疗中侧貌的变化。虽然软组织凸度得到很大程度的改善，但下颌颏部仍然不明显。

（3）治疗过程中在患者腭侧腭中缝两侧植入种植钉，通过腭侧种植钉对患者磨牙同时进行远中移动和压低（图3-126）。

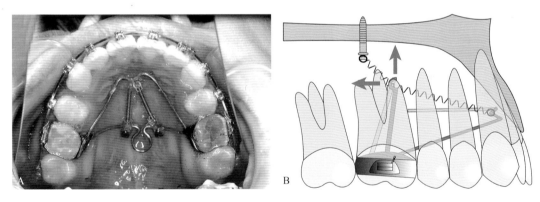

图3-126 种植钉联合TPA压低双侧磨牙。A. 双侧腭中缝两侧植入种植钉，磨除Nance托的基托，在种植钉和Nance托之间放置拉簧，施加推磨牙向远中的作用力。B. 由于种植钉的头部位于TPA的根方，拉簧跨过TPA可以对TPA和双侧磨牙施加额外的压低的作用力，实现磨牙压低和垂直向控制。

（4）治疗中随着上颌磨牙的远中移动，双侧尖牙磨牙关系改为中性关系。同时，随着磨牙的压低，下颌发生逆时针旋转，患者面型得到很大程度的改善，颏部较为明显（图3-127）。

（5）治疗侧貌的改变，随着拔牙间隙的关闭，软组织凸度得到一定程度的改善，但颏部仍然不明显，随后植入种植钉对磨牙进行远中移动和压低，随着磨牙的垂直向控制，患者下颌逆时针旋转后，颏唇沟较为明显，侧貌改善（图3-128）。

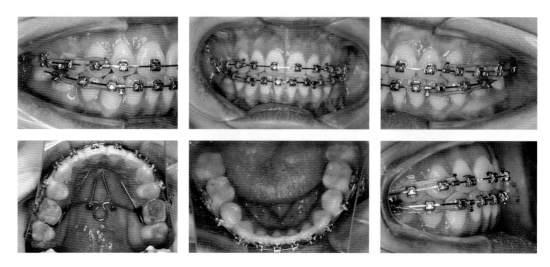

图3-127　患者精细调整阶段。双侧尖牙磨牙中性关系，拔牙间隙已关闭。

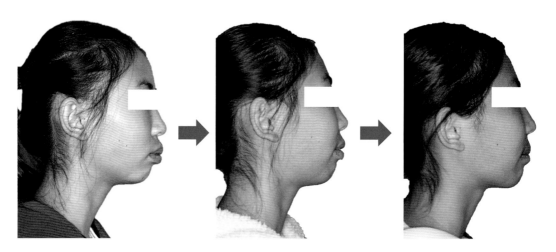

图3-128　治疗侧貌的变化，上、下唇软组织凸度得到很大程度的改善，颏部逐渐凸显。

第七节　阻生尖牙的牵引

一、适应证

由于阻生、粘连或萌出障碍导致的尖牙无法正常萌出，需要辅助阻生尖牙萌出。

二、种植支抗相对于传统支抗的优点

（1）可以不依赖邻牙进行治疗，牙齿牵引过程中不会使邻近支抗牙产生移动，不会丧失支抗，解决阻生问题时可以防止潜在的牙弓变形。

（2）可以在正畸治疗早期细丝阶段就进行牵引。

（3）经种植钉牵引后可以达到良好的咬合关系。

三、微种植钉植入的时机

牵引阻生牙前植入种植钉，待阻生牙开窗软组织愈合后即可从种植钉施加牵引力。

四、植入部位

种植钉植入的位置在阻生牙同颌或者对颌，具体的植入位置需要综合分析考虑阻生牙的阻生部位和牵引过程中的阻力分析。

五、微种植钉植入种类和位置（表3-5）

表3-5　微种植钉植入种类和位置

种　类	位　　置
8 mm	微种植钉植入同侧下颌尖牙与第一前磨牙之间，这样可以使用橡皮圈对上颌阻生尖牙产生垂直向牵引力
10 mm	在下颌外斜线或颊棚区植入种植钉，用于牵引下颌阻生尖牙的牵引
12 mm	在上颌颧牙槽嵴或颧牙槽下嵴处植入种植钉，用于上颌阻生尖牙的牵引

六、病例展示

【病例1】

1. 主诉

阻生牙牵引。

2. 检查

（1）双侧磨牙远中关系。

（2）口内未见13牙。

（3）上颌中线右偏。

（4）全景片：13牙阻生，牙根弯曲（图3-129和图3-130）。

3. 治疗计划

扩展13牙间隙，13牙开窗牵引，43牙、44牙牙根间种植支抗牵引13牙。

4. 治疗过程

排齐整平牙列，扩展13牙间隙，13牙开窗助萌，行骨皮质切开术，去除13牙近中部分牙槽骨。13牙上粘牵引钩，13牙与种植支抗弹性牵引，牵引13牙并逐渐调整13牙近中倾斜角度（图3-131）。

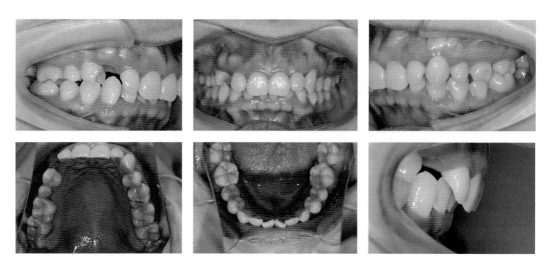

图 3-129 治疗前口内像：未见 13 牙，怀疑 13 牙阻生。

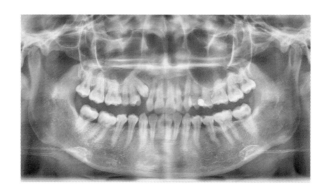

图 3-130 治疗前全景片示：13 牙阻生。

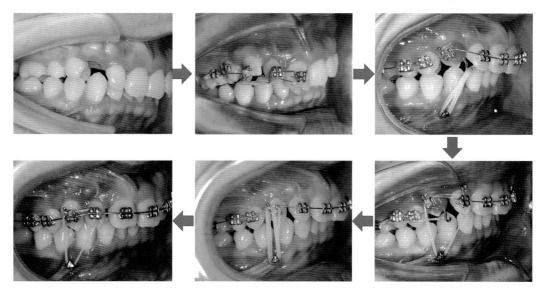

图 3-131 下颌颊侧种植钉牵引上颌阻生 13 牙，保护 13 牙邻牙支抗，避免 13 牙邻牙压低和前牙唇倾。

5. 治疗效果

13牙牵引成功（图3-132）。

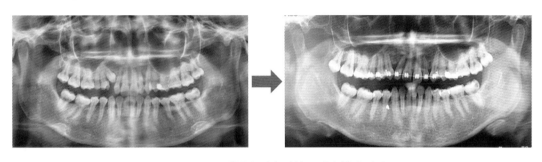

图3-132　13牙阻生牙牵引前、后全景片对比。

【病例2】

1. 主诉

牙齿未萌出。

2. 检查

（1）双侧磨牙远中关系。

（2）口内62牙、63牙滞留，未见22牙、23牙。

（3）上、下颌中线不齐，上切牙牙长轴左偏。

（4）全景片+三维重建示：22牙垂直阻生，扭转，23牙近中倾斜阻生，牙冠位于21牙根尖1/3处（图3-133～图3-135）。

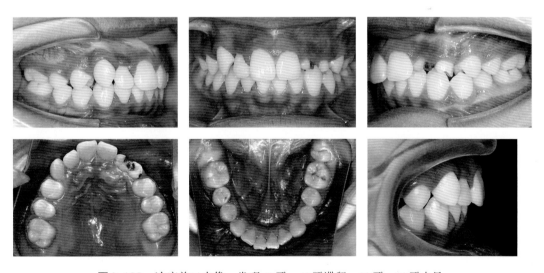

图3-133　治疗前口内像：发现62牙、63牙滞留，22牙、23牙未见。

3. 治疗计划

拔除62牙、63牙及多生牙，23牙外科开窗。左侧颧牙槽嵴植入种植钉，制作悬臂簧牵引23牙。推磨牙向远中，扩展22牙、23牙间隙，将22牙、23牙纳入牙弓排齐。

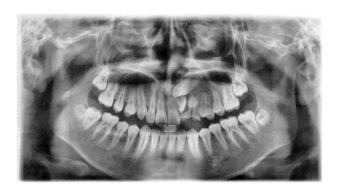

图3-134 治疗前全景片示：62牙、63牙区多生
牙，22牙垂直阻生，扭转，23牙近中
倾斜阻生，牙冠位于21牙根尖1/3处。

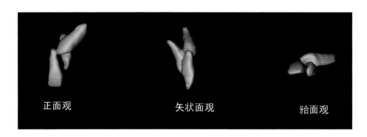

正面观　　　　　　矢状面观　　　　　　船面观

图3-135 阻生尖牙三维重建。23牙位于22牙唇侧，牙长轴近中
倾斜，牙冠位于21牙根尖1/3，22牙扭转90°。

4. 治疗过程

（1）拔除62牙、63牙及多生牙，23牙采用VISTA技术（vestibular incision subperiosteal tunnel access，经前庭沟骨膜下隧道技术）外科开窗，左侧颧牙槽嵴植入种植钉（图3-136和图3-137）。

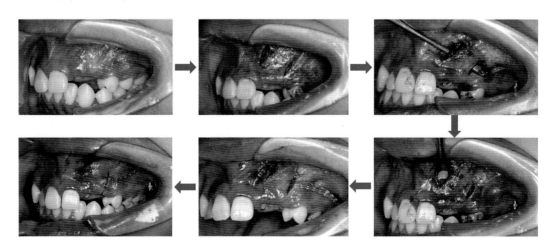

图3-136 23牙VISTA技术开窗，近中切口暴露牙冠，粘接舌钮；远中切口位于膜龈联合冠方，增加
牙萌出时的角化龈；软组织剥离建立隧道。

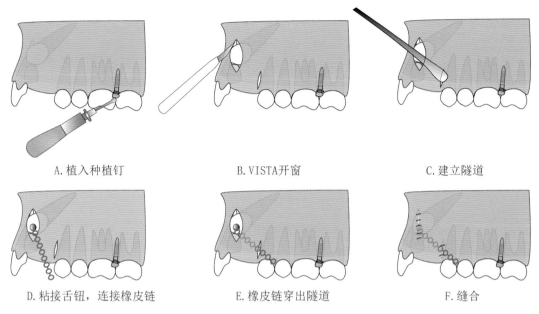

A.植入种植钉   B.VISTA开窗   C.建立隧道

D.粘接舌钮，连接橡皮链   E.橡皮链穿出隧道   F.缝合

图3-137 23牙VISTA技术开窗过程示意图。

（2）制作小圈曲，牵引23牙。小圈曲未激活时，位于23牙颊侧、殆方和远中，激活后，23牙受到颊侧、殆方、远中的牵引力量（图3-138和图3-139）。

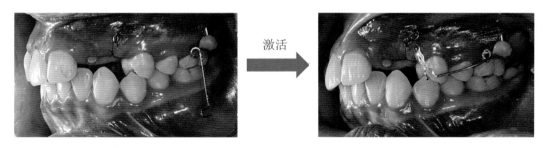

激活

图3-138 固定于颧牙槽嵴种植钉上的悬臂簧未激活状态和激活状态。悬臂簧未激活的时候拉钩位于23牙的颊侧、远中和殆方，激活后可以对23牙提供颊侧、远中和殆方的作用力。

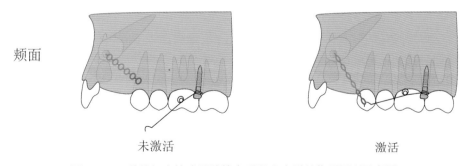

颊面

未激活   激活

图3-139 种植钉支持式悬臂簧牵引阻生尖牙的作用原理示意图。

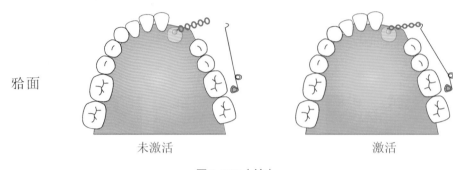

殆面

未激活　　　　　　　　　　　　　　　激活

图3-139（续）

5. 治疗效果

23牙成功牵引，牙龈形态良好（图3-140）。

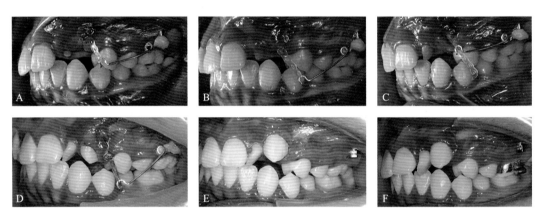

图3-140　23牙阻生牙牵引过程中口内像变化。A. 加力牵引。B. 牵引1个月，橡皮链口内段变长，22牙牙冠部分可见。C. 牵引3个月，橡皮链口内段变长，22牙部分萌出。D. 牵引4个月，23牙破龈。E. 牵引5个月，23牙完全萌出，牙龈形态良好，拆除悬臂簧，停止加力。F. 戴入推磨牙装置。

6. 治疗体会

（1）颧牙槽嵴处的种植钉提供绝对支抗，通过悬臂簧，对阻生尖牙施加颊向、殆方、远中的三维力量，牵引阻生尖牙入牙弓，避免了对邻牙的副作用。

（2）阻生尖牙采用VISTA技术开窗，近中垂直切口暴露牙冠，粘接舌钮。远中垂直切口位于膜龈联合的冠方，软组织剥离建立隧道以提供尖牙的萌出通道，尖牙角化龈的宽度增加，有利于形成良好的牙龈形态。

第八节　磨牙竖直病例

一、适应证

（1）第一磨牙缺失导致第二磨牙近中和舌侧倾斜。

（2）下颌近中阻生的第二磨牙。

（3）下颌近中阻生的第三磨牙，能够替代无保留价值的第一或第二磨牙者。

二、种植支抗相对于传统支抗的优点

（1）适合牙冠暴露不足的牙：阻生牙牙冠暴露不足时只需于牙面上粘接小型正畸附件（例如，舌钮），无须于患牙上装戴带环或粘接颊面管。

（2）绝对控制支抗：有效防止支抗丧失和支抗牙倾斜扭转。

三、微种植钉植入的时机

建议治疗开始前植入种植钉，并与支抗牙连接固定，从而加强支抗。

四、植入部位

（1）颊侧牙根之间：于4/5牙根间植入。

（2）下颌外斜线。

（3）下颌升支。

五、加强支抗方式

（1）直接加强支抗：直接通过种植钉施加竖直磨牙的作用力。

（2）间接加强支抗：通过种植钉固定支抗牙，不让支抗牙发生倾斜或扭转移动，通过支抗牙竖直磨牙。

六、病例展示

【病例1】

1. 主诉

矫正左侧后牙。

2. 检查

（1）双侧尖牙、磨牙中性关系。

（2）37牙近中倾斜。

（3）下颌前牙段轻度拥挤。

（4）下颌中线右偏（图3-141和图3-142）。

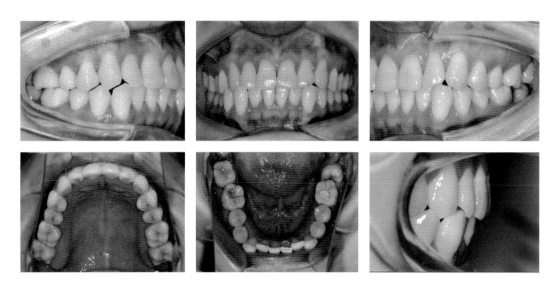

图3-141　治疗前口内检查：37牙近中倾斜阻生。

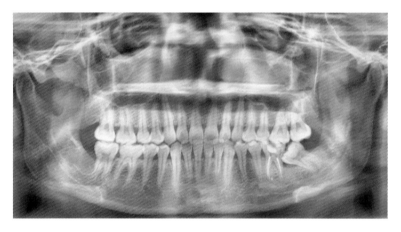

图3-142　治疗前全景片。37牙近中倾斜阻生，阻生在36牙远中倒凹的根方，36牙远中牙槽骨吸收严重。

3. 治疗计划

局部矫治竖直近中倾斜的下颌第二磨牙，排齐D区牙列。于左侧下颌4/5牙根间植入1枚种植钉，连接于片段弓加强支抗。

4. 生物力学分析

示意图见图3-143。

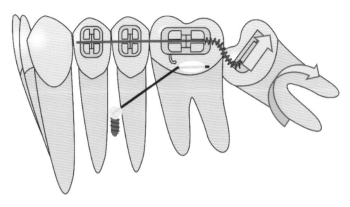

图3-143　下颌前磨牙牙根之间植入种植钉，种植钉刚性固定36
牙，加强36牙支抗，通过36牙对37牙施加远中竖直
的作用力。

5. 治疗过程

将种植钉连接于片段弓增强支抗，下颌第一磨牙与第二磨牙间使用推簧竖直第二磨
牙，并在舌侧5/7牙间使用推簧，防止支抗牙近中倾斜（图3-144和图3-145）。

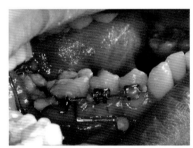
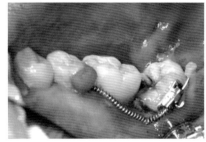

图3-144　通过前磨牙牙根之间的种植钉加强36牙支抗，颊舌侧同时对37牙施加远中竖直的作用力。

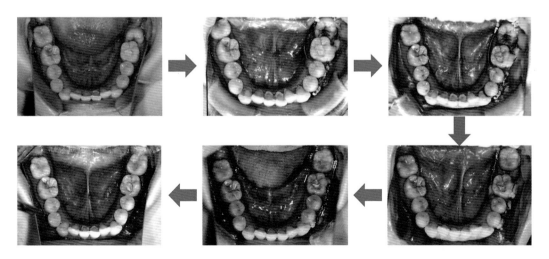

图3-145　37牙竖直过程。37牙逐渐被竖直并近中移动，治疗中患者支抗牙支抗保存好，一直保持无移动。

6. 治疗效果

37牙远中竖直后并近中移动，治疗结束后37牙牙根平行度好（图3-146）。

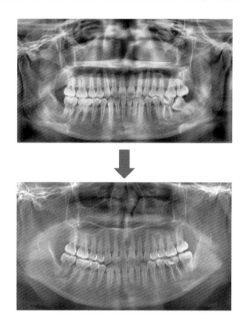

图3-146　治疗前、后全景片变化，37牙牙根平行度好，36牙远中的牙槽骨在一定程度上有所恢复。

【病例2】

1. 主诉

右下缺牙10余年，咬合不好。

2. 检查

（1）36牙缺失。

（2）37牙和38牙严重舌倾和近中倾斜。

（3）27牙颊侧倾斜和伸长。

（4）27牙和37牙正锁合（图3-147和图3-148）。

3. 治疗计划

拔除18牙、28牙、38牙、48牙。于上颌腭侧和下颌外斜线植入种植钉，种植钉改正27牙颊倾和伸长，同时改正37牙的舌倾和近中倾斜，以及27牙和37牙的正锁合，为种植修复创造空间。治疗结束后于36牙缺牙区植骨+种植修复36牙。

4. 生物力学分析

示意图见图3-149。

5. 治疗过程

（1）在上颌腭侧植入种植钉，27牙颊侧粘舌侧扣，将腭中缝种植钉用链状橡皮圈连接于舌侧扣，橡皮圈加力压低27牙和改正27牙颊倾（图3-150）。

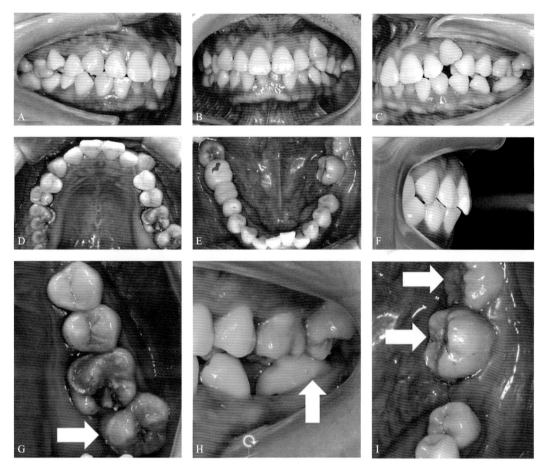

图3-147　治疗前口内像。A～I. 36牙缺失，37牙和38牙严重近中舌侧倾斜，27牙颊倾伸长。27牙
　　　　和37牙正锁合。

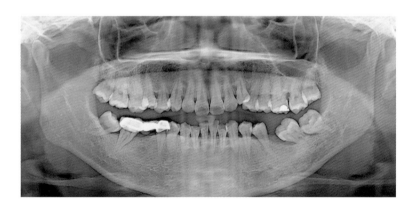

图3-148　36牙缺失，37牙和38牙近中倾斜。

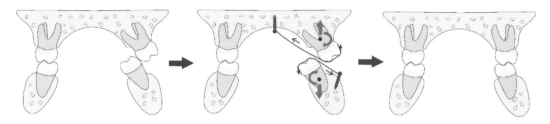

图3-149　上颌腭侧植入种植钉，与27牙颊侧舌钮弹性连接改正27牙颊倾和伸长；下颌外斜线植入
　　　　　种植钉，与37牙舌侧舌钮弹性连接提供颊倾、压入和远中竖直的作用力。

（2）下颌外斜线处植入种植钉，37牙舌侧和颊侧粘接舌钮，橡皮圈加力压低、远中竖直和改正37牙舌倾（图3-151）。

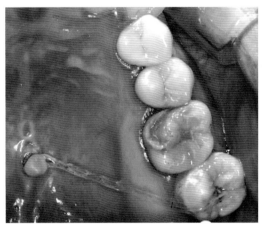 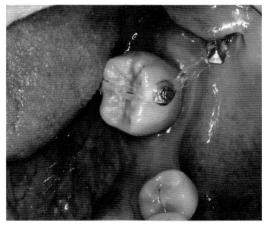

图3-150　上颌腭侧植入种植钉，27牙颊侧粘舌　　图3-151　下颌外斜线处植入种植钉，37牙颊舌
　　　　　侧扣。　　　　　　　　　　　　　　　　　　　　　　侧同时粘舌钮，颊侧舌钮为防止橡皮
　　　　　　　　　　　　　　　　　　　　　　　　　　　　　　链滑脱。

（3）27牙颊倾和伸长以及37牙远中竖直和颊倾后，为36牙种植提供足够的空间。

6. 治疗效果

27牙颊倾伸长、37牙舌倾和近中倾斜在4个月内得到完全改正（图3-152和图3-153）。

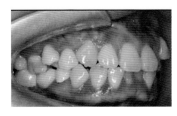 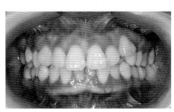 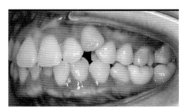

图3-152　27牙压低和37牙远中竖直后为36牙提供足够的种植空间，36牙种植冠修复后，局部咬合
　　　　　良好。

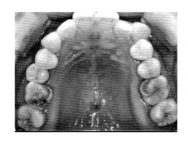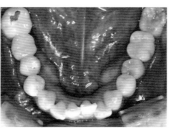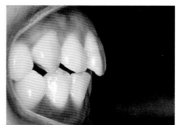

图3-152（续）

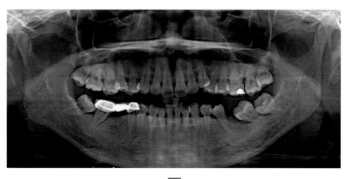

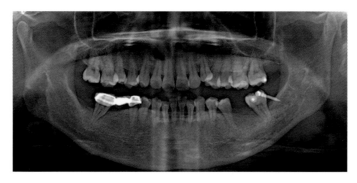

图3-153　治疗前、后全景片变化。27牙压低、37牙远中竖直效果好。

【病例3】

1. 主诉

修复科转诊要求恢复后牙缺牙间隙，以行种植修复治疗。

2. 检查

（1）26牙、36牙、46牙缺失。

（2）27牙近中倾斜，26牙修复空间不足。

（3）37牙、47牙、48牙严重舌倾和近中倾斜，36牙、46牙修复空间不足。

（4）16牙、27牙伸长（图3-154和图3-155）。

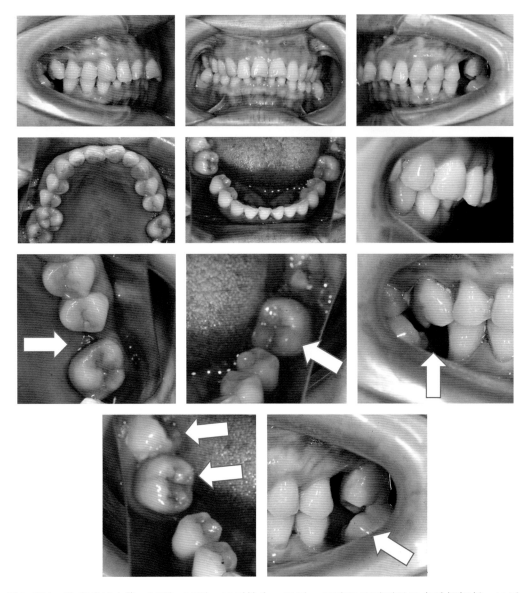

图3-154 治疗前口内像。26牙、36牙、46牙缺失，37牙、47牙和48牙严重近中舌侧倾斜，16牙、27牙伸长。

3. 治疗计划

正畸修复联合治疗。拔除28牙、38牙、48牙。16牙颊牙槽嵴、腭侧植入2枚种植钉，用于压低16牙；27牙颊牙槽嵴、腭侧植入2枚种植钉，远移、压低27牙；下颌两侧4牙、5牙牙根之间植入种植钉各1枚，分别弯制靴形曲和小圈曲配合种植钉竖直37牙和47牙。治疗结束后种植修复26牙、36牙、46牙。

4. 生物力学分析

示意图见图3-156～图3-159。

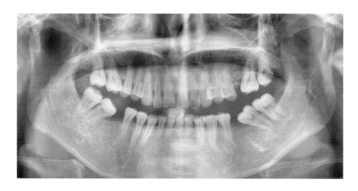

图3-155 治疗前全景片。26牙、36牙、46牙缺失，37牙、38牙、47牙和48牙近中倾斜。

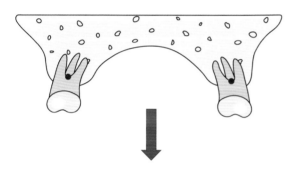

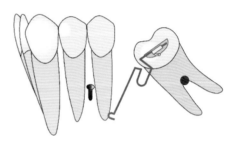

图3-157 使用靴型曲直立下颌磨牙：不加力状态，靴型曲的近中段拉钩位于种植钉的根方。

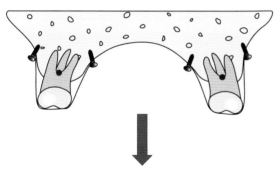

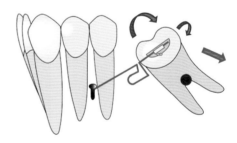

图3-158 使用靴型曲直立下颌磨牙：加力状态，靴型曲近中段拉钩固定在种植钉上，靴型曲关闭，对磨牙施加远中竖直的作用力。

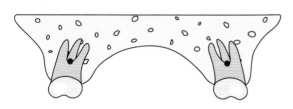

图3-156 种植钉辅助上颌磨牙压低的生物力学分析。橡皮链连接颊、舌侧的种植钉，颊、舌侧同时加力压低，避免单侧加力产生的磨牙颊倾或舌倾。

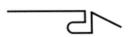

图3-159 靴型曲示意图。远中方向弯制后倾弯，提供磨牙远中竖直和压低的作用力。

5. 治疗过程

（1）上颌。

1）在上颌双侧的颧牙槽嵴、16牙和27牙的腭侧植入种植钉，16牙、27牙颊腭侧牙面粘接舌钮，使用拉簧从颊侧种植钉连接至腭侧种植钉加力压低磨牙；将颊侧种植钉与16牙腭侧舌钮连接提供改颊倾和压低的作用力；将腭侧种植钉与27牙颊侧舌钮连接提供改颊倾和压低的作用力。

2）24～27牙片段弓，24牙、25牙与腭侧种植钉刚性连接，换至19×25方丝后在25～27牙牙间放置推簧，远移27牙。

（2）下颌。

1）下颌4牙、5牙牙根间植入种植钉，37牙、47牙颊侧粘接颊面管，弯制靴型曲，在靴型曲远中段弯制后倾弯，加力时远中竖直磨牙。

2）16牙压低、27牙远移压低、37牙和47牙竖直后刚性固定维持，提供26牙、36牙、46牙足够的种植空间（图3-160和图3-161）。

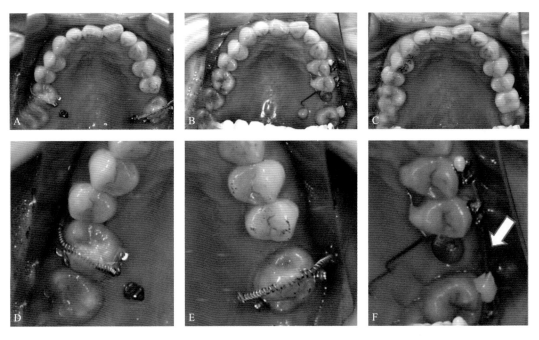

图3-160 上颌牙列殆向的变化。A. 加力阶段（压低）。B. 竖直与推磨牙阶段。C. 种植修复后阶段。D. 拉簧自颊侧种植钉与腭侧舌钮连接，提供压低和改颊倾的力量。E. 拉簧连接颊腭侧种植钉起压低作用。F. 间接支抗刚性固定前磨牙，使用推簧推磨牙向远中。

6. 治疗效果

13个月后，16牙压低、27牙远移压低、37牙和47牙竖直后，提供26牙、36牙、46牙足够种植空间进行种植修复。修复后咬合接触良好（图3-162和图3-163）。

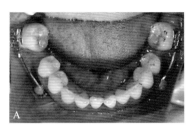 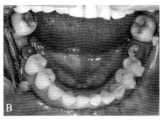 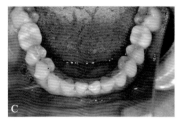

图3-161　下颌牙列𬌗向的变化。A.加力阶段（压低）。B.竖直与推磨牙阶段。C.种植修复后阶段。

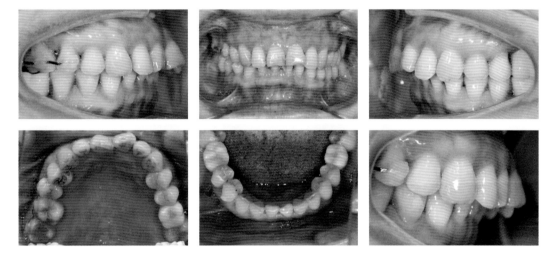

图3-162　种植修复后咬合紧密。

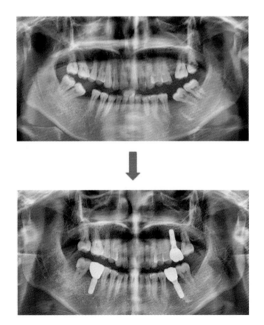

图3-163 治疗前、后全景片。16牙压低、27牙远移压低、37牙和47牙竖直，种植修复。后牙牙根平行度良好。

【病例4】

1. 主诉

左侧后牙缺失5年余。

2. 检查

（1）36牙缺失。

（2）37牙近中倾斜移动，36牙缺牙区近远中径不足（图3-164和图3-165）。

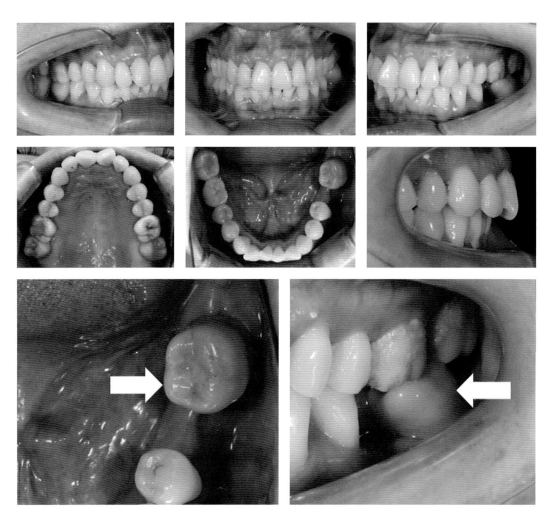

图3-164　治疗前口内像。36牙缺失。37牙近中倾斜（白色箭头所示）。

3. 治疗计划

（1）正畸种植修复联合治疗。

（2）36牙牙槽嵴顶植入1枚种植钉，弯制不锈钢丝刚性固定片段弓中的35牙。

（3）片段弓在35牙和37牙之间放置推簧远中竖直37牙，拓展36牙缺失牙近远中间隙后，种植修复36牙。

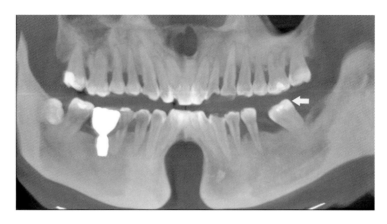

图3-165 治疗前全景片。36牙缺失，37牙近中倾斜（白色箭头所示）。

（4）种植术后片段弓保持，直至种植体骨结合后完成二期冠修复。

4.生物力学分析

倘若直接利用后牙段的片段弓对37牙进行远中竖直，在远中竖直37牙的同时，35牙会受到推簧产生的近中方向的反作用力，出现近中倾斜，前牙可能会出现拥挤和唇倾（图3-166）。因此，为了避免支抗牙发生不必要的移动，在36牙缺失区的牙槽嵴顶植入1枚12 mm的种植钉，通过在种植钉与35牙之间进行刚性固定作为间接支抗（图3-167），从而避免35牙的近中倾斜和前牙的唇倾拥挤，实现37牙远中竖直（图3-168）。

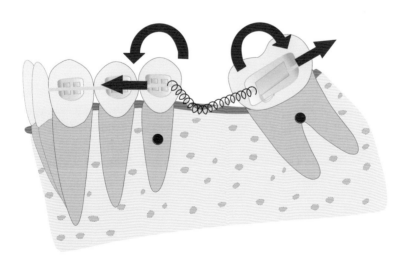

图3-166 片段弓竖直近中倾斜37牙的生物力学。推簧对37牙施加远中的作用力，由于该作用力位于37牙阻抗中心的殆方，该远中移动的作用力产生顺时针的转矩，从而实现37牙的远中竖直。推簧同时对35牙施加近中的作用力和逆时针的转矩，引起35牙近中倾斜，由于35牙和前牙之间没有间隙，前牙可能会出现唇倾和拥挤。

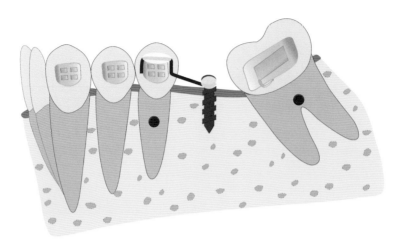

图3-167　不锈钢方丝（0.019英寸×0.025英寸）刚性固定装置示意图（1英寸≈2.54 cm）。该装置将种植钉和35牙刚性连接，保存35牙的支抗。

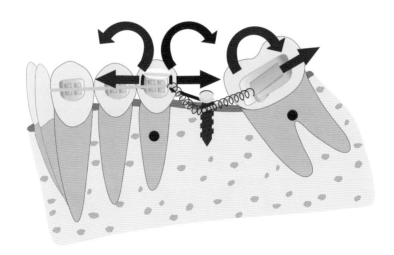

图3-168　种植钉辅助片段弓远中竖直37牙的生物力学分析。推簧对37牙施加远中竖直的作用力，对35牙施加近中倾斜的作用力（蓝色箭头），种植钉和刚性固定装置对35牙施加大小相等、方向相反的作用力（红色箭头），抵消35牙受到的近中倾斜作用力，保存35牙的支抗。

　　5.治疗过程（图3-169）

　　（1）粘接33～37牙片段弓，在36牙缺牙区牙槽嵴顶植入一枚12 mm×2 mm的种植钉，弯制刚性固定装置，在35牙和种植钉之间放置并用结扎丝结扎该刚性固定装置，流体树脂固定该刚性固定装置。

　　（2）在35牙和37牙之间放置推簧，远中竖直37牙，直至满足36牙缺牙区近远中径满足36牙种植的修复空间，之后拆除种植钉和刚性固定装置。

　　（3）在36牙缺牙区植入1枚种植体，之后进一步对37牙的位置以及对对颌牙的咬合进行精细调整。

（4）待36牙缺牙区种植体周围牙槽骨愈合后，一段时间后对36牙进行二期修复。

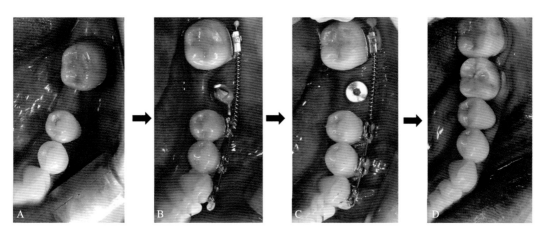

图3-169　殆像。A. 初始阶段。B. 种植钉固定35牙，片段弓竖直与推37牙向后阶段。C. 种植后片段弓保持与精细调整阶段。D. 种植二期修复后记录。

6. 治疗效果

历时4个月，37牙远移并竖直，提供36牙足够种植空间后即进行一期种植手术。种植术后经过片段弓稳定与精细调整咬合关系3个月，随即进行36牙种植二期冠修复，修复后咬合良好，全景片示牙根平行度良好（图3-170和图3-171）。

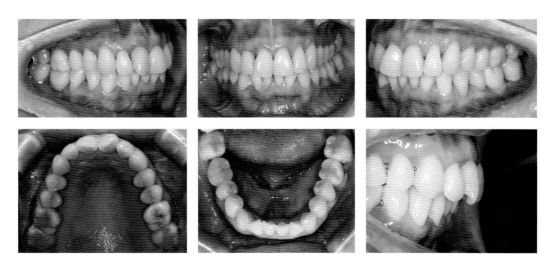

图3-170　种植修复后咬合良好。

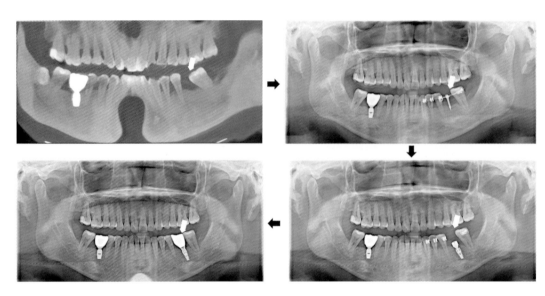

图3-171 治疗前、治疗中、种植体植入后和治疗结束后的全景片对比。治疗后37牙竖直效果好，36牙种植修复良好，后牙牙根平行度良好。

第九节　牵引复杂阻生牙

一、适应证

（1）复杂阻生牙的正畸牵引，需要对牵引力进行三维方向的设计。

（2）低位阻生牙的正畸，牵引过程中需要较强的支抗。

二、种植支抗相对于传统正畸装置的优点

（1）适合用于牙冠暴露不全的阻生牙：低位阻生牙牙冠难以暴露完全时，无须于患牙上粘接带环或粘接颊面管就能够牵引。

（2）绝对支抗：直接通过种植钉对阻生牙施加牵引力。

（3）时间短、生物力学设计简单、牵引效率高、复诊时间短。

三、微种植钉植入的时机

建议治疗开始时植入种植钉，开窗暴露患牙后连接固定并牵引。

四、种植支抗植入位置

（1）磨牙后区：磨牙后三角区及磨牙后垫位置。

（2）下颌升支区：下颌升支骨面（外斜线与内斜线之间）。

（3）上颌腭侧（用于牵引上颌阻生磨牙）。

（4）颧牙槽嵴。

五、加强支抗方式

（1）直接加强支抗：直接通过种植钉施加竖直磨牙的作用力。

（2）间接加强支抗：为了避免种植钉直接加力引起的种植钉旋转，将牙与种植钉刚性连接，间接加强支抗，牵引阻生牙。

六、病例展示

【病例1】

1. 主诉

矫正右侧后牙。

2. 检查

（1）双侧尖牙、磨牙中性关系。

（2）47牙口内未见，全景片示47牙阻生（图3-172和图3-173）。

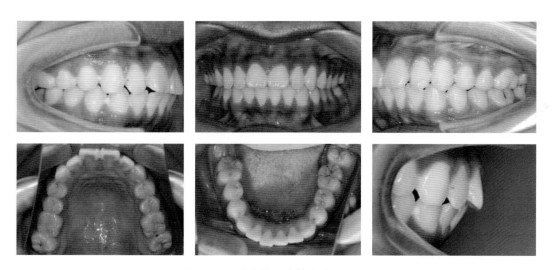

图3-172　治疗前口内检查未见47牙。

3. 治疗计划

局部矫治，牵引右侧下颌近中阻生第二磨牙，建立咬合关系。于右侧下颌升支植入1枚种植钉，将种植钉连接牵引47牙，47牙竖直后排齐右下后牙。

4. 生物力学分析

示意图见图3-174。

5. 治疗过程

于患者右侧下颌升支植入1枚种植钉，右下第二磨牙区开窗暴露牙冠，于牙冠粘接

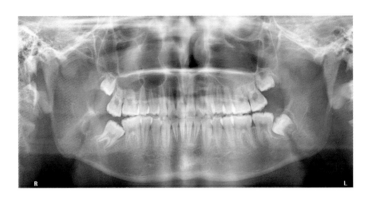

图3-173 47牙近中低位阻生，阻生于46牙远中倒凹的根方。

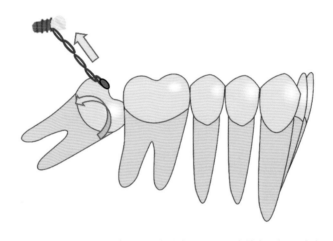

图3-174 下颌升支植入种植钉，通过种植钉对47牙施加远中竖直和伸长的作用力，牵引47牙至殆平面。

舌钮1枚，使用橡皮拉链与种植钉连接加力，牵引后片段弓排齐（图3-175）。

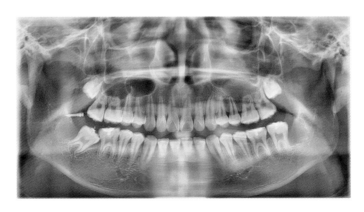

图3-175 下颌升支种植钉通过橡皮链牵引低位阻生47牙。

6. 治疗效果

治疗后47牙牵引成功，47牙牙根平行度良好，和邻牙邻接关系好，和对颌牙咬合关系好（图3-176）。

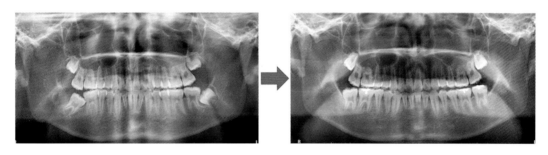

图3-176 治疗前、后全景片变化，治疗后47牙牙根平行度良好。

【病例2】

1. 主诉

牙齿不齐。

2. 检查

（1）双侧磨牙Ⅱ类关系。

（2）13牙、15牙、17牙、23牙、25牙、27牙、35牙、37牙、47牙未萌。

（3）45牙先天缺失。

（4）33牙、43牙位于牙弓外。

（5）55牙、75牙、85牙存在（图3-177和图3-178）。

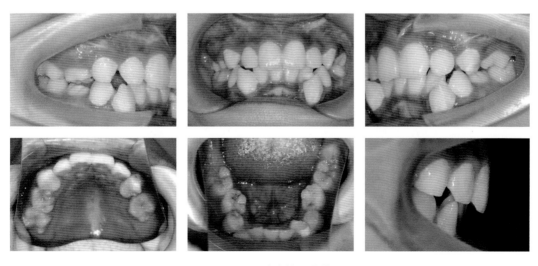

图3-177 治疗前口内像。

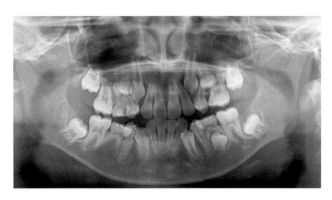

图3-178 治疗前全景片。

3. 治疗计划

推上颌磨牙向远中。

4. 治疗过程

上颌推磨牙向远中，治疗过程中发现47牙即将萌出，37牙一直没有萌出迹象，37牙牙冠周围低密度影像，考虑37牙含牙囊肿于左侧下颌升支植入1枚种植钉，将种植钉连接牵引37牙，37牙牵引至殆平面后纳入矫治系统（图3-179和图3-180）。

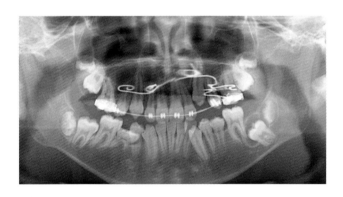

图3-179 治疗中全景片提示37牙含牙囊肿。

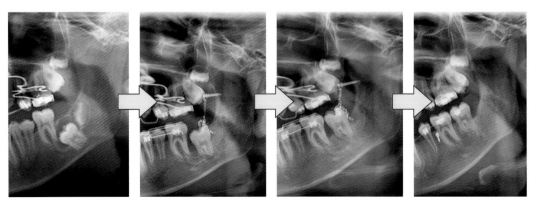

图3-180 37牙成功牵引，牙根平行度良好，近中牙槽骨再生情况良好。

【病例3】

1. 主诉

左下阻生牙。

2. 检查

（1）37未萌。

（2）全景片示：37牙含牙囊肿，低位阻生（图3-181和图3-182）。

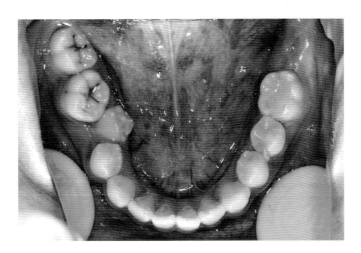

图3-181　全景片示47牙已萌出，37牙未萌。

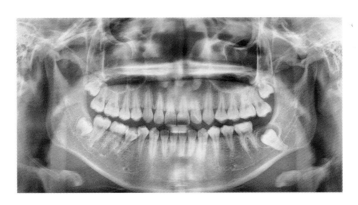

图3-182　全景片示37牙含牙囊肿。

3. 治疗计划

37牙开窗助萌，局部矫治，牵引37牙至殆平面。

4. 治疗过程

（1）37牙开窗，暴露37牙牙冠，粘接舌钮（图3-183）。

（2）在34牙、35牙牙根之间植入1枚种植钉。将34牙、35牙、36牙与种植钉相连，使用小圈曲牵引37牙（图3-184和图3-185）。

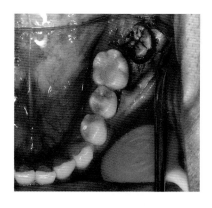

图3-183 37牙开窗，暴露37牙部分牙冠，粘接舌钮。

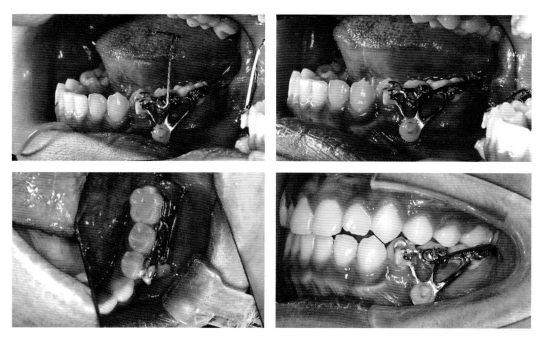

图3-184 小圈曲未激活时位于近中殆方，激活后提供近中殆方的力量，牵引37牙。

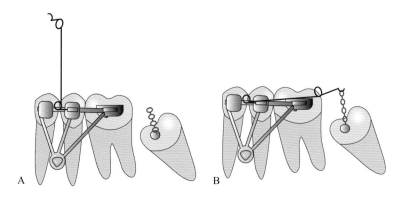

图3-185 Cantilever spring牵引37牙的生物力学分析。Cantilever spring未激活时位于近中殆方（图A），激活时直接与37牙相连（图B），提供近中殆方的牵引力量，逐渐牵引37牙至殆方。

5.治疗效果

37牙成功牵引，牙根平行度良好，近中牙槽骨再生情况良好（图3-186）。

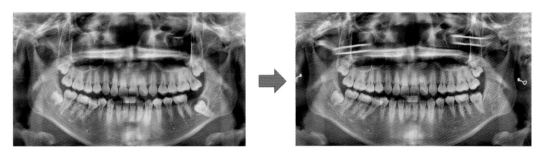

图3-186　治疗前、后全景片的对比：37牙成功牵引。

【病例4】

1.主诉

智齿引起邻牙牙根吸收，矫正智齿。

2.检查

（1）口内17牙牙冠无异常，18牙未见。

（2）影像学资料显示：17牙牙根吸收，18牙阻生（图3-187和图3-188）。

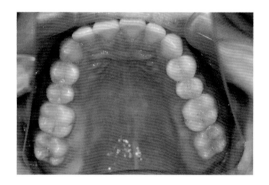

图3-187　治疗前口内像。

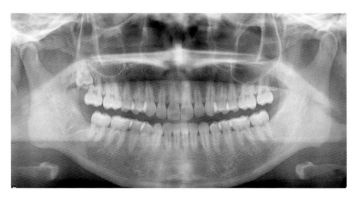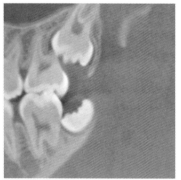

图3-188　治疗前影像学资料显示18牙牙冠引起17牙远中牙根吸收。

3.治疗计划

局部矫治。拔除17牙，于上颌腭侧植入1枚种植钉，弯制小圈曲与种植钉直接加力，牵引18牙，然后片段弓排齐。

4.治疗过程

（1）在上颌腭侧植入种植支抗（图3-189）。

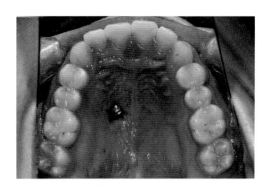

图3-189 在上颌腭中缝右侧植入种植钉。

（2）拔除17牙，同时18牙开窗，粘接牵引装置，牵引加力（图3-190～图3-192）。

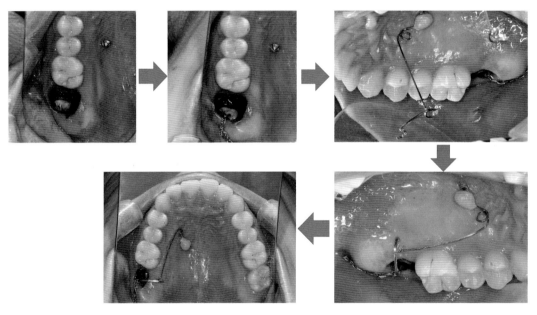

图3-190 Cantilever spring与种植钉直接相连。Cantilever spring未激活时位于近中殆方,激活后的 Cantilever spring提供近中殆方的力量，牵引18牙。

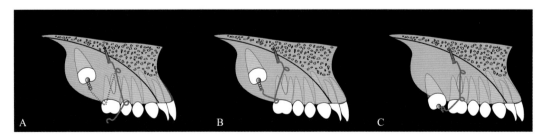

图3-191 Cantilever spring牵引18牙的生物力学分析。A. Cantilever spring未激活时位于近中殆方 （实线），激活时直接与阻生的18牙相连（虚线）。B. 小圈曲激活后提供近中殆方的牵引力 量。C.阻生18牙逐渐牵引至殆方。

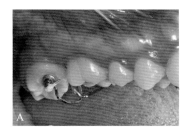
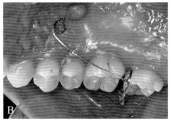
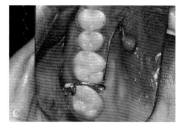

图3-192 18牙牵引至殆平面。

（3）将18牙牵引至殆平面后，使用片段弓局部排齐（图3-193）。

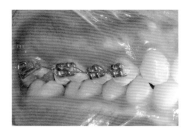
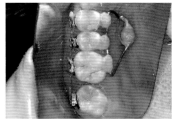
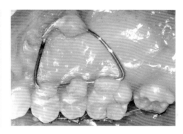

图3-193 将14牙、15牙、16牙腭侧与种植钉刚性固定，颊侧14～18牙片段弓局部排齐。

5. 治疗效果

18牙成功牵引，牙根平行度、与邻牙邻接关系、与对颌牙咬合关系均良好，成功替代17牙（图3-194和图3-195）。

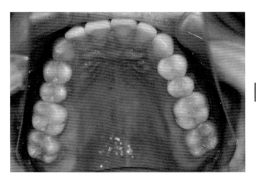
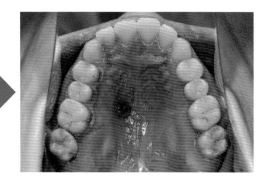

图3-194 治疗前、后口内像对比。

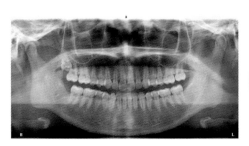

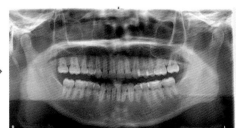

图3-195 治疗前、后全景片对比。

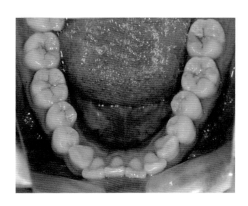

图3-196 治疗前口内像示37牙牙冠无异常，未见38牙。

【病例5】

1.主诉

左下后牙痛，智齿阻生。

2.检查

（1）口内见37牙无异常。

（2）影像学显示38牙近中阻生，37牙牙根吸收（图3-196和图3-197）。

3.治疗计划

局部矫治。拔除37牙，在下颌升支及34牙与35牙牙根之间分别植入1枚种植钉，牵引38牙，并近中移动38牙，以38牙代替37牙，片段弓排齐局部牙列。

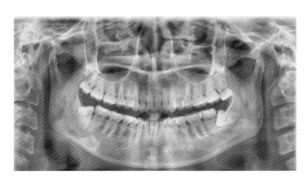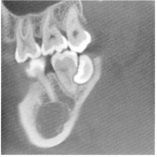

图3-197 治疗前全景片及CBCT显示38牙近中阻生，37牙牙根吸收。

4.治疗过程

（1）拔除37牙，38牙开窗，暴露38牙部分牙冠粘接舌钮，在下颌升支植入种植钉，链状橡皮圈加力牵引（图3-198）。

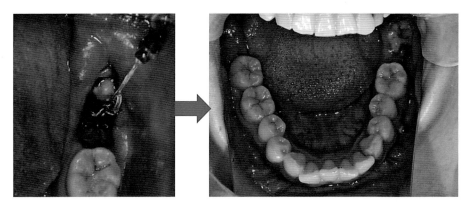

图3-198 拔除37牙，同时38牙开窗，于下颌升支植入种植钉，链状橡皮圈加力牵引，扶正38牙。2个月后，38牙牵引至𬌗平面。

（2）于34牙和35牙牙根之间植入种植钉，加强支抗。局部粘接托槽，片段弓排齐，近中移动38牙（图3-199和图3-200）。

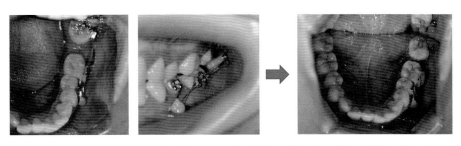

图3-199 34牙、35牙牙根之间植入种植支抗，35牙与种植钉刚性固定，片段弓排齐，并近中移动38牙。

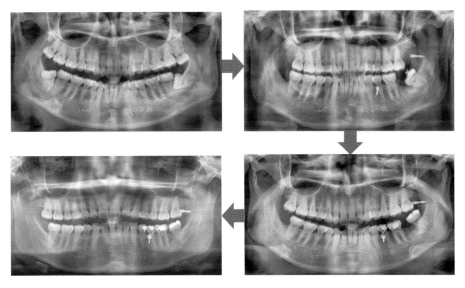

图3-200 治疗中全景片。

5. 治疗效果

38牙牵引成功，以38牙代替37牙，邻牙邻接关系良好（图3-201和图3-202）。

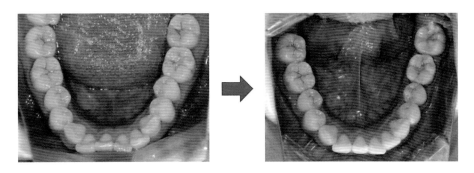

图3-201 治疗前、后的口内像对比。

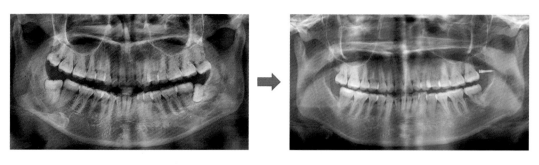

图3-202 治疗前、后全景片对比。

第十节 骨性扩弓

一、适应证

（1）青少年或成年人上颌骨横向发育不足。
（2）后牙反𬌗且伴有上颌磨牙颊倾。

二、种植支抗辅助扩弓相对于传统正畸装置的优点

（1）避免传统扩弓器造成的磨牙颊倾和腭尖下垂等副作用。
（2）骨性效应明显，改善上颌骨横向发育不足。
（3）固位较好，受力在种植支抗钉上直接作用于上颌骨。

三、微种植钉植入前

（1）拍摄CBCT评估种植支抗钉植入部位。
（2）取工作模型，结合CBCT在模型上确定植入部位，并制作骨性扩弓装置。

四、植入所需条件

（1）局部麻醉。
（2）分牙并试戴装置。
（3）种植钉手柄。
（4）2～4颗种植钉。
（5）流体树脂、光固化灯等。

五、临床效果

（1）上颌骨均匀扩开，中切牙之间出现间隙。

（2）每次加力1/4圈，一天加力2～3次。

（3）根据需要扩弓量计算加力次数。

（4）骨性效应较为明显，可有效避免磨牙颊倾。

六、病例展示

【病例1】

1. 主诉

牙齿错乱、不整齐1年余。

2. 检查

（1）双侧磨牙远中关系。

（2）55牙、65牙滞留，15牙、25牙未萌。

（3）上颌牙列重度拥挤；下颌牙列轻度拥挤。

（4）上颌磨牙严重颊倾（图3-203）。

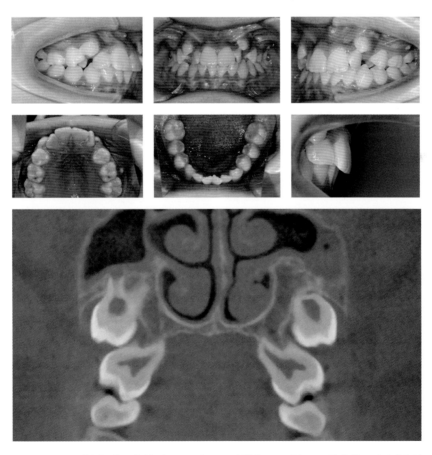

图3-203　双侧磨牙远中关系；55牙、65牙滞留，15牙、25牙未萌；上颌牙列重度拥挤；下颌牙列轻度拥挤；CBCT示上颌磨牙严重颊倾，上颌骨宽度不足。

3. 治疗计划

一期矫治为骨性扩弓，在上颌腭侧植入4枚种植支抗，制作骨性扩弓装置，对患者上颌骨进行骨性扩弓。二期再行全口矫治（图3-204和图3-205）。

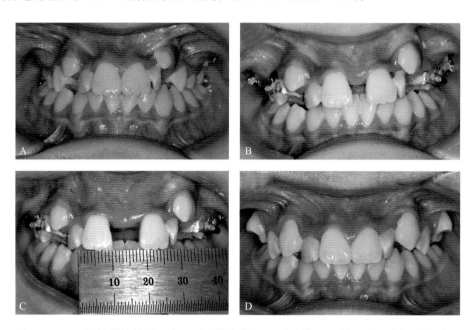

图3-204　上颌骨骨性扩弓口内正面观的变化。A. 治疗前。B. 扩弓中，中切牙间隙逐渐增大。C.扩弓结束，扩弓量约10 mm。D. 拆除装置后保持。

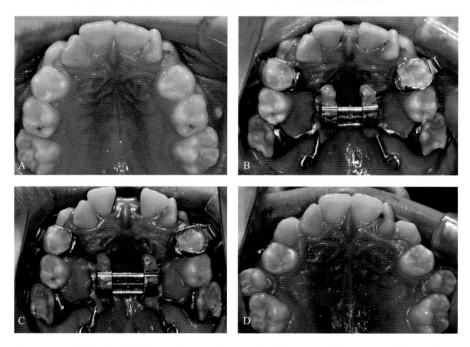

图3-205　上颌骨骨性扩弓口内𬌗面变化。A. 治疗前。B. 扩弓中，中切牙间隙逐渐增大。C.扩弓结束，扩弓约10 mm。D. 拆除装置后保持。

4. 生物力学分析

牙支持式扩弓器通过牙齿将力量传给上颌骨，牙性效应较多并且出现后牙颊倾，骨性效应较差，骨性扩弓较少。骨支持式扩弓器通过种植支抗将力量传给上颌骨，骨性效应更大，而牙性效应更小，避免了磨牙的颊倾，从而实现了骨性扩弓的效果（图3-206）。

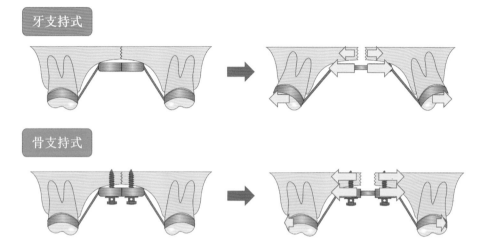

图3-206 牙支持式和骨支持式上颌骨扩弓装置的对比。相对于牙支持式扩弓装置而言，骨支持式扩弓装置骨性效应好，避免磨牙发生颊倾。

5. 治疗效果

患者骨性扩弓速度为3次/天，中切牙之间的间隙逐渐变大，上颌骨被有效地扩开（图3-207）。

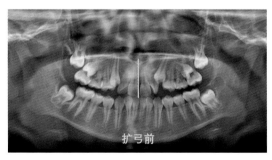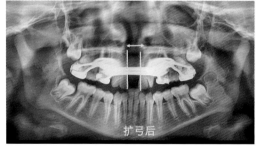

图3-207 治疗中口内像和全景片。患者中切牙之间出现较大的间隙，全景片上可见上颌骨被扩开。

【病例2】

1. 主诉

患者男性，13岁。牙齿错乱。

2. 检查

（1）53牙滞留，13牙、15牙、22牙、35牙、45牙口内未见。

（2）36牙、46牙近中倾斜。

（3）磨牙关系Ⅲ类，双侧后牙反殆，上颌牙弓狭窄（图3-208）。

（4）影像学检查示22牙缺失，13牙异位，15牙、35牙、45牙阻生（图3-209）。

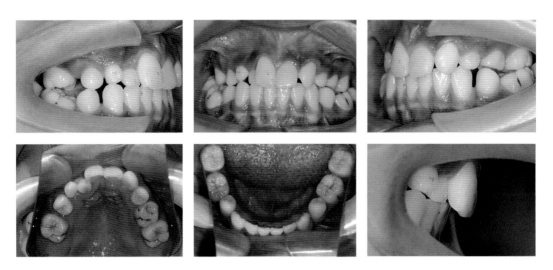

图3-208 治疗前口内像。双侧后牙反殆，上颌牙弓狭窄。

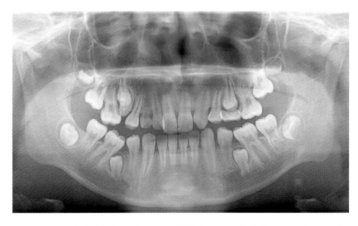

图3-209 治疗前全景片示22牙缺失，13牙异位，15牙、35牙、45牙阻生。

3. 治疗计划

（1）上颌骨骨性扩弓，协调上、下牙弓宽度。

（2）上、下牙弓宽度协调后再诊拔牙。

4. 治疗过程

戴入扩弓器，腭中缝两侧各植入2枚种植钉，蓝胶固定种植钉和螺旋扩弓器（图

3-210）。扩弓速度为3次/天，中切牙之间的间隙逐渐变大（图3-211和图3-212），影像学检查示腭中缝有效扩开（图3-213）。

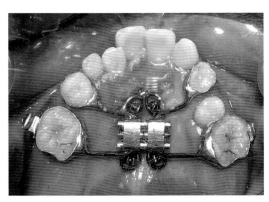
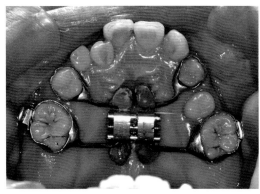

图3-210 戴入扩弓器并植入种植钉，使用蓝胶将扩弓器与种植钉固定。

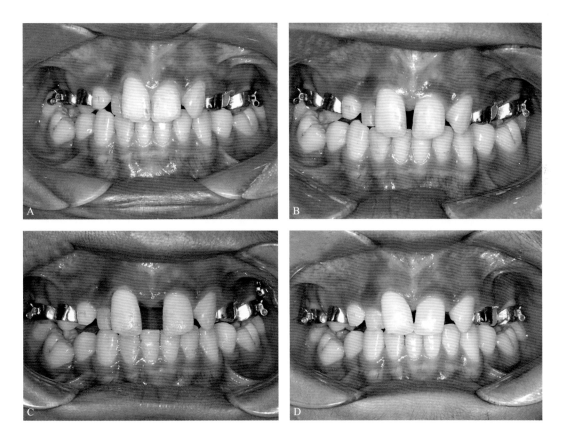

图3-211 扩弓过程中正面观口内变化。A. 戴入装置。B. 扩弓3天。C. 扩弓结束。D. 保持3个月后。扩弓速度为每次1/4圈，一天3次。中切牙间隙逐渐变大，磨牙倾斜度基本不变。扩弓结束后，保持3个月，中切牙牙冠向近中倾斜，间隙消失。

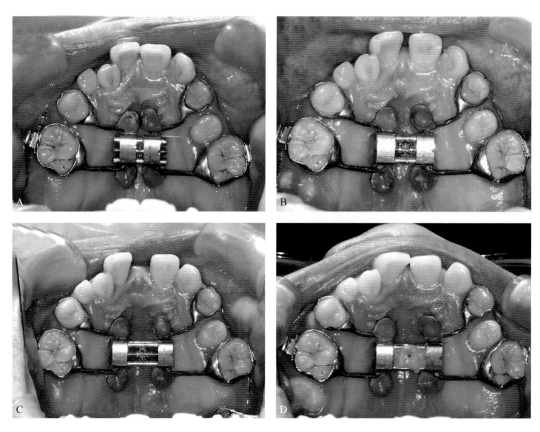

图3-212 上颌骨扩弓的口内殆面变化。A. 戴入装置。B. 扩弓3天。C. 扩弓结束。D. 保持3个月后。扩弓速度为每次1/4圈，一天3次。腭侧扩弓器扩开，种植钉间距离增加。

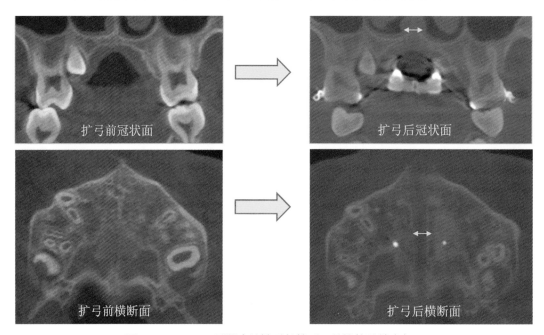

图3-213 CBCT示腭中缝被平行扩开，骨性扩弓效应好。

5. 治疗体会

（1）骨支持式扩弓器通过种植支抗将力量传给上颌骨，骨性效应更大，腭中缝被平行扩开。而牙支持式扩弓器，骨性效应小，腭中缝呈 V 字形扩开，牙效应较多并且容易出现磨牙颊倾。

（2）快速扩弓的速度为一天 3 次，每次 1/4 圈（0.25 mm），1 周左右基本完成。扩弓结束后仍需保持一段时间，此时不拆扩弓装置，否则容易复发。3 个月后复查，可见中切牙间间隙消失，牙长轴向近中倾斜。CBCT 复查可见腭中缝已有新骨形成，此时再拆除装置，开始下一步治疗。

第十一节　骨性前牵引

一、适应证

上颌发育不足的骨性 Ⅲ 类错 𬌗 畸形。

二、种植支抗相对于传统正畸装置的优点

（1）避免传统的前牵引造成的前牙唇倾等副作用。

（2）骨性作用较为明显，改善骨性畸形。

（3）固位较好，受力点在种植钉上，直接作用于上颌骨。

三、微种植钉植入前

（1）拍摄 CBCT 评估微种植钉植入部位。

（2）取工作模型，结合 CBCT 在模型上确定植入部位，并制作骨性前牵引装置。

四、植入所需条件

（1）局部麻醉。

（2）种植钉手柄。

（3）2 ～ 4 枚种植钉。

五、临床预期

（1）上颌骨前牵引作用力方向需通过上颌骨复合体的阻力中心。

（2）力值为 500 ～ 600 g 每侧，每天戴用时间不低于 10 小时。

（3）佩戴 3 ～ 4 个月后开始出现效果。

（4）骨性效应较为明显，可有效避免前牙唇倾。

六、病例展示

【病例1】

1. 主诉

"地包天"1年余。

2. 检查

（1）双侧尖牙磨牙近中关系。

（2）前牙反𬌗；75牙、85牙滞留，35牙、45牙未萌。

（3）上、下颌牙列轻度拥挤。

（4）凹面型（图3-214和图3-215）。

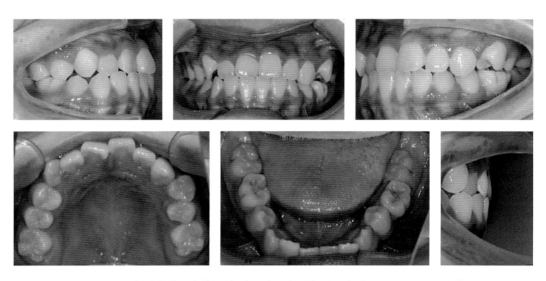

图3-214　患者治疗前口内像。前牙反𬌗，尖牙磨牙近中关系，75牙、85牙滞留。

3. 治疗计划

一期矫治为上颌骨骨性前牵引，在上颌腭侧植入4枚种植支抗，制作骨性前牵引装置，对患者上颌骨进行骨性前牵引。二期再行全口矫治（图3-216和图3-217）。

4. 治疗效果

患者通过上颌骨骨性前牵引治疗后，前牙反𬌗得到解除，尖牙磨牙关系达到轻微远中关系，凹面型得到改善（图3-218～图3-220）。

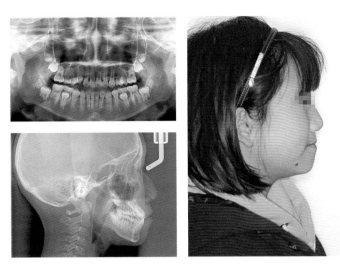

图3-215　治疗前全景片、侧位片和侧貌，上前牙唇倾，侧貌凹。

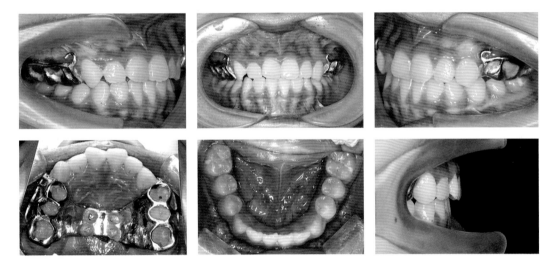

图3-216　上颌骨骨性前牵引装置，腭侧植入4枚种植钉，双侧尖牙远中的位置各设计一个牵引钩，用于上颌骨前牵引。

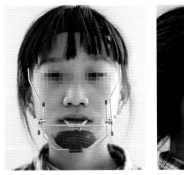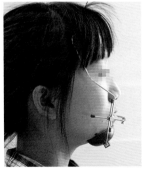

图3-217　患者佩戴上颌骨前牵引的面像。

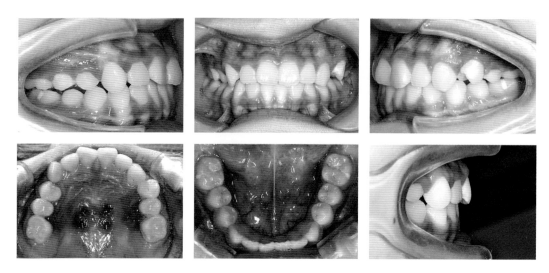

图3-218　治疗后口内像。左侧尖牙磨牙中性关系，右侧尖牙磨牙远中关系（过矫治）。

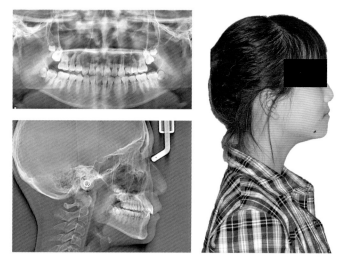

图3-219　治疗后侧貌得到改善，前牙覆𬌗覆盖正常。

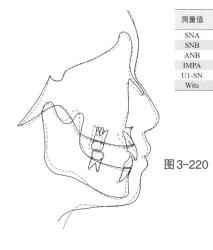

测量值	治疗前	治疗后
SNA	78.2°	80.2°
SNB	78.5°	78.8°
ANB	-0.3°	1.4°
IMPA	90.1°	81.5°
U1-SN	110.2°	103.9°
Wits	-7.6 mm	-3.8 mm

图3-220　治疗前、后头影测量重叠图。患者上颌骨前牵引效果好，SNA角度增加，ANB角恢复正常。由于腭侧种植钉有效避免了前牙唇倾的副作用，治疗后前牙唇倾度减小，说明上颌骨骨性前牵引效果好。

【病例2】

1. 主诉

"地包天" 2年。

2. 检查

（1）替牙期，双侧尖牙磨牙近中关系。

（2）12 ～ 22牙、32 ～ 42牙已萌，前牙反𬌗。

（3）上、下颌牙列轻度拥挤。

（4）凹 面 型（图3-221和图3-222）。

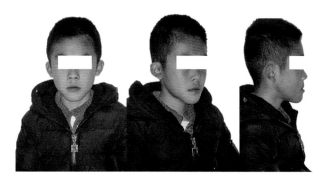

图3-221　患者凹面型，面中份发育不足。

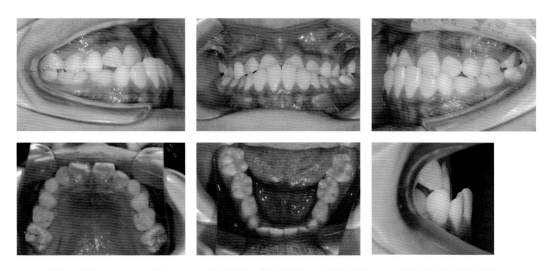

图3-222　12～22牙、3～42牙已萌，前牙反𬌗，反覆𬌗深；上、下颌牙列轻度拥挤。

3. 治疗计划

上颌骨骨性前牵引，在上颌腭侧植入4枚种植支抗，制作骨性前牵引装置，对患者上颌骨进行骨性前牵引（图3-223）。

4. 治疗效果

患者通过上颌骨骨性前牵引治疗后，前牙反𬌗得到解除，磨牙关系达到中性关系，凹面型得到改善（图3-224～图3-226）。

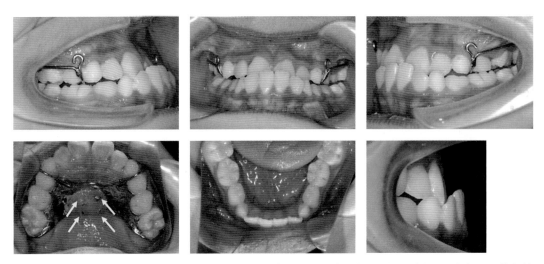

图3-223 对于反覆𬌗较深的患者，可在后牙区垫高，解开咬合锁结，利于上颌骨的前牵引。黄色箭头所示为种植钉位置。

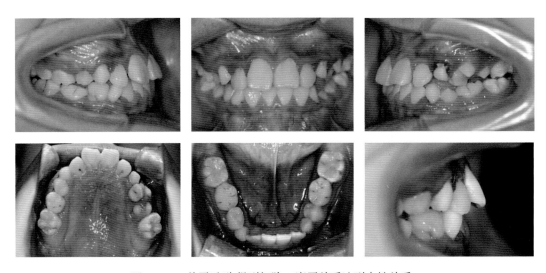

图3-224 前牙反𬌗得到解除，磨牙关系达到中性关系。

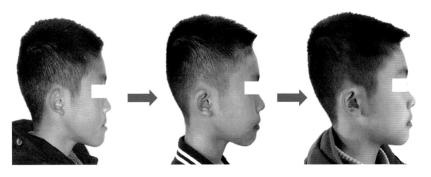

图3-225 经过骨性前牵引，患者的面中份和上唇的丰满度明显增加。

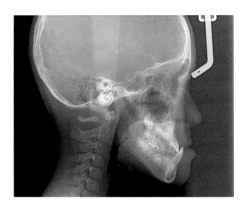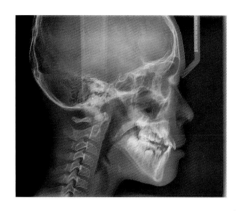

图3-226　治疗前、后侧位片变化。

第十二节　临时修复缺失牙

一、适应证

由于牙齿松动、外伤等原因造成牙齿缺失后的青少年患者，需要临时修复缺失牙，保持缺牙间隙，以免邻牙向缺牙间隙处倾斜。

二、微种植钉优点

（1）可作为临时种植体植入牙齿缺失处的牙槽骨处，待患者成年后再去除种植钉，行种植修复治疗。

（2）可维持缺失牙部位的牙槽骨量。

（3）可防止邻牙移位，正畸结束后更易保持。

（4）修复不需要磨除邻牙。

三、微种植钉植入的时机

正畸治疗结束后。

四、植入部位

缺牙区牙槽嵴顶，方向平行于邻牙。

五、临床预期效果

（1）恢复缺牙处的牙齿外形，牙列整齐美观。

（2）维持牙槽骨骨量和缺牙间隙，为成年后种植修复提供条件。

六、病例展示

【病例】

1. 主诉

牙齿不整齐3年余。

2. 检查

（1）11牙牙体缺损。

（2）Ⅲ度松动。

（3）双侧尖牙磨牙基本中性关系。

（4）Ⅲ度深覆𬌗深覆盖。

（5）牙周状况差（图3-227）。

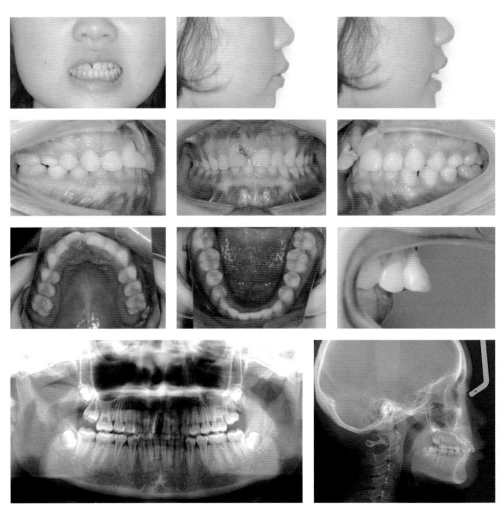

图3-227 治疗前11牙缺损，11牙Ⅲ度松动，双侧尖牙磨牙中性关系，Ⅲ度深覆𬌗深覆盖。影像片示11牙已行根管治疗，超充填，根尖暗影；18牙、28牙、38牙、48牙阻生。

3.治疗计划

拔除11牙，排齐整平牙列，预留11牙间隙，正畸治疗结束后行种植支抗临时修复，待成年后再行种植修复。

4.治疗过程

（1）排齐整平，预留11牙间隙足够，计划植入种植钉（图3-228）。

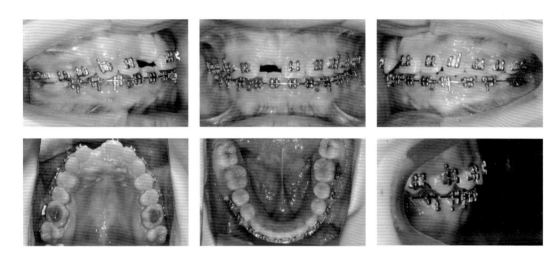

图3-228　排齐整平，11牙缺失牙近远中径足够，计划植入种植钉。

（2）修复过程：11牙翻瓣后牙槽骨预备以减小骨阻力，植入种植钉。缝合，待伤口愈合后，流体树脂堆核后行聚合瓷冠修复（图3-229）。

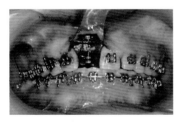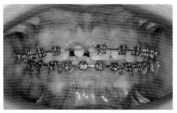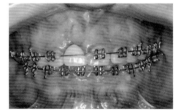

修复前　　　　　　　　　流体树脂堆核　　　　　　　　聚合瓷冠修复

图3-229　修复过程。

（3）治疗过程（图3-230）。

5.讨论分析

（1）患牙拔除指征：11牙Ⅲ度松动，重度牙周炎，若不拔除，牙槽骨吸收加重，影响成年后种植。

（2）正畸种植支抗：种植钉临时修复，可防止牙槽骨吸收；防止邻牙移位，正畸后更易保持；与种植钉螺纹表面处理不同，正畸种植钉少见骨结合，种植钉易取下。

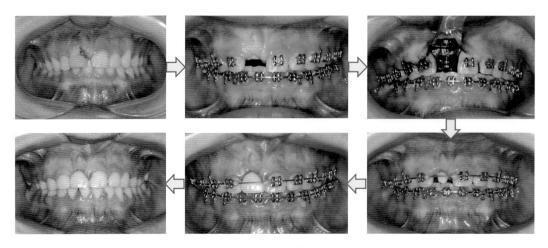

图3-230 正畸治疗过程：排齐整平，创造修复间隙；植入种植钉；流体树脂堆核，聚合瓷冠修复后进一步排齐。

（3）植入位置及角度：植入种植钉前触摸邻牙根形，确保植入角度平行于邻牙牙根。种植钉基台宽度小，植入的颊舌方向要求不高，符合牙槽骨解剖形态。

（4）长期稳定性：文献中随访2～8年，未出现临时牙低位咬合、骨吸收；种植钉可以承担功能性的咬合力，直到患者达到种植条件；少见对中切牙缺失病例的报道，还需随访观察。

第十三节　压低前牙

一、适应证

（1）深覆𬌗，需要打开前牙咬合的患者。
（2）前牙个别牙伸长需要压低的病例。
（3）露龈笑患者。

二、种植支抗相对于传统装置的优点

（1）种植支抗可以给前牙提供持续的压低效果，从而缩短治疗时间达到更好的治疗效果，而且患者舒适度更好。
（2）前牙深覆𬌗的传统治疗方式为采用固定矫治器的摇椅弓或平面导板来压低前牙，但这些方法的治疗时间较长。

三、植入所需条件

（1）局部麻醉。

（2）种植钉手柄。

（3）1枚或2枚种植钉。

四、微种植钉植入位置（表3-6）

表3-6　微种植钉的种类和位置

种　类	位　置
6 mm	• 种植钉1植入11牙与12牙之间；种植钉2植入21牙与22牙之间；种植钉植入在11牙和21牙之间 • 种植钉的植入位置应在膜龈联合处

五、附件（表3-7）

表3-7　附件种类与位置

附件种类	位　置
镍钛拉簧 链状橡皮圈 橡皮圈	• 拉簧或链状橡皮圈一端与种植钉连接跨过前牙弓丝，然后反折连接种植钉，另一侧同法 • 橡皮圈一端放置在种植钉上，一端放置在隐形矫治牙套上

六、直接力学机制及临床效果

种植钉直接提供前牙压低的作用力，能有效压低前牙，改善深覆𬌗（图3-231和图3-232）。

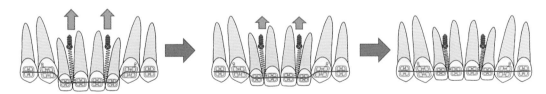

图3-231　前牙唇侧种植钉压低前牙的生物力学示意图。

七、种植支抗压低前牙可能出现的问题及解决方法

（1）前牙唇倾：应用种植钉压低前牙，在对前牙施加垂直方向压低力量的同时，由于压入力位于前牙阻抗中心的唇侧，压低过程中不可避免地会产生唇倾的力量，从而导致前牙压低的同时出现唇倾。

应对方法：种植钉压低前牙时必须在较粗的弓丝上进行弓丝末端回弯；同时牙列

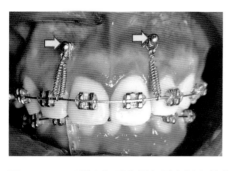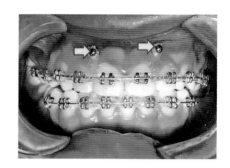

图3-232 双侧中切牙和侧切牙之间各植入1枚6 mm种植钉（黄色箭头），通过拉簧或橡皮链提供前牙压低的作用力，能有效压低上颌前牙。

上放置全链状橡皮圈以避免前牙唇倾。

（2）种植钉被软组织包裹：植入种植钉后出现种植钉"消失"，被软组织包裹。

应对方法：① 为了防止种植钉植入后被软组织包裹，种植钉的植入位置应在膜龈联合处。② 若种植钉只能植入在靠根方的位置，则可在种植钉头部制作延长臂。

八、病例展示

【病例】

1. 主诉

露龈笑。

2. 检查

（1）双侧尖牙磨牙中性关系。

（2）上、下牙列轻度拥挤。

（3）覆𬌗覆盖正常。

（4）上、下唇位于E线前。

（5）露龈笑（图3-233 ～图3-235）。

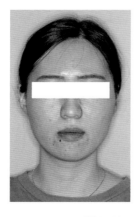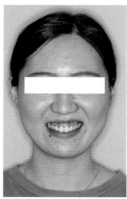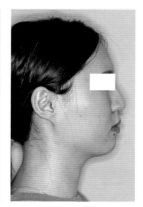

图3-233 治疗前面像，正面观示患者露龈笑。

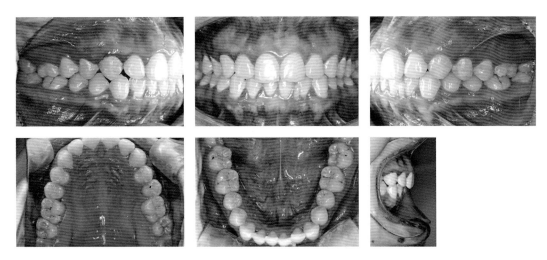

图3-234　治疗前双侧尖牙磨牙中性关系，前牙覆𬌗覆盖正常，上、下牙列轻度拥挤。

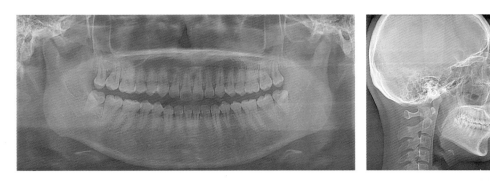

图3-235　治疗前全景片和侧位片：上、下唇位于E线前。

3. 治疗计划

采用舌侧托槽，利用种植钉支抗压低上牙列，排齐上、下牙列并维持磨牙中性关系；正畸治疗后，配合牙冠延长术改善露龈笑。

4. 治疗过程

根据患者治疗前拍摄的全景片，患者11/12牙、21/22牙牙根间空间不足，若直接植入种植钉，有牙根损伤的风险，所以采用数字化正畸种植钉导板，精准定位，确定种植钉植入位置，以减小牙根损伤的风险。在患者双侧中切牙和侧切牙之间各植入1枚6 mm种植钉，通过种植钉直接对前牙施加压低的作用力（图3-236）。

初戴：粘接FORMULA个性化舌侧托槽和TPA，12牙、22牙唇面粘接树脂扣，将橡皮圈挂在种植钉和树脂扣上，直接压低上前牙（图3-237和图3-238）。

应用种植钉压低前牙，在给前牙垂直方向压低的同时，不可避免地会产生唇倾的力量，从而导致前牙压低的同时出现唇倾。所以将链状橡皮圈一端与腭侧种植钉连接，另一端连接至上颌舌侧弓丝的长牵引钩上，从而消除压低前牙时出现前牙唇倾的效应（图3-239）。

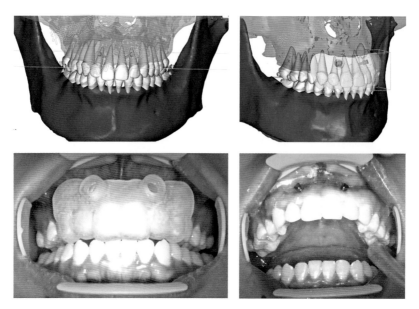

图3-236 数字化正畸种植钉导板精准定位，确定种植钉植入位置，在患者双侧中切牙和侧切牙之间各植入1枚6 mm种植钉。

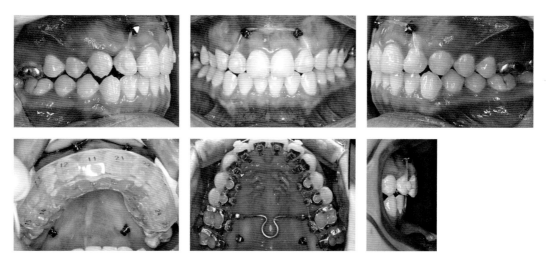

图3-237 橡皮圈挂在种植钉和上前牙树脂扣上，直接对前牙施加压低的作用力。通过TPA，避免后牙发生近中移动，间接加强支抗。

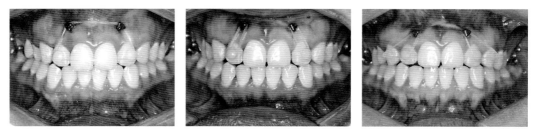

图3-238 通过不同的橡皮圈连接种植钉方式，直接对前牙施加压低的作用力。

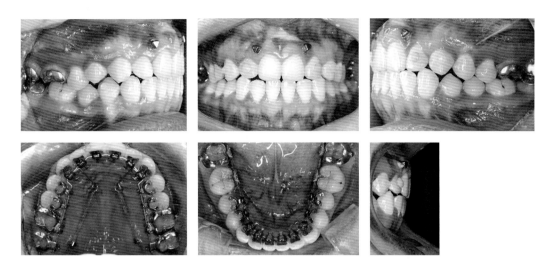

图3-239　在压低前牙的过程中，在腭侧种植钉与上颌舌侧弓丝长牵引钩上加橡皮链，防止前牙唇倾。

正畸治疗第18个月，患者双侧尖牙磨牙中性关系，前牙正常覆𬌗覆盖（图3-240）。

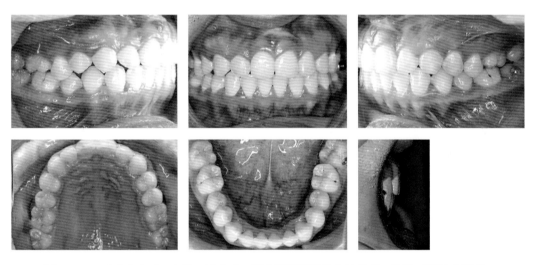

图3-240　正畸治疗后口内像。治疗后双侧尖牙磨牙维持中性关系，前牙正常覆𬌗覆盖。

正畸治疗后，配合牙冠延长术改善患者露龈笑。牙冠延长术前设计数字化导板确定术后龈缘的位置，手术应注意术前定位、考虑牙冠长宽比，遵循牙龈的生理外形，注意中切牙、侧切牙和尖牙牙龈位置的关系。使用高频电刀切除牙龈，可有效减少出血，提供一定程度的消毒功能。

主要步骤为：使用数字化导板确定切口；翻瓣及刮治；修整牙槽骨；根面平整；龈瓣的修剪、复位及缝合；放置牙周塞治剂；术后护理。

牙冠延长术应尽量保存牙龈乳头的外形，一般修整后的邻面牙槽嵴顶距邻面触点的距离≤5 mm，从而避免"黑三角"的形成（图3-241）。

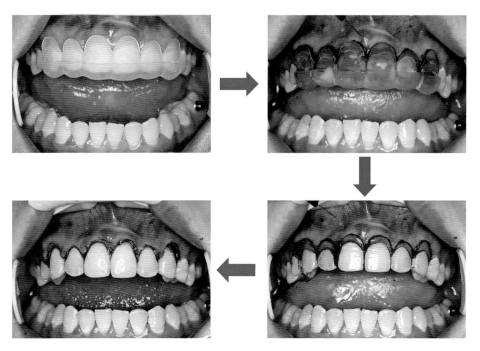

图3-241　牙冠延长术前数字化导板确定术后龈缘的位置，使用高频电刀切除牙龈。

5. 治疗效果

切龈术后，上颌前牙暴露量正常（图3-242～图3-244）。

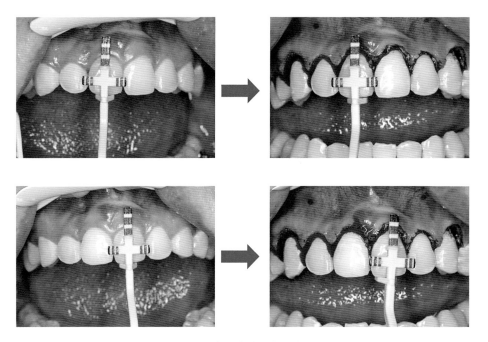

图3-242　上前牙暴露程度改变的对比。

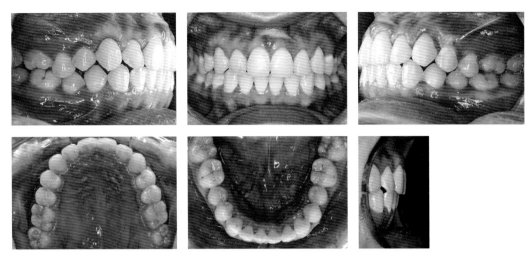

图3-243　牙冠延长术后口内像。牙冠延长术后上颌前牙暴露量正常。

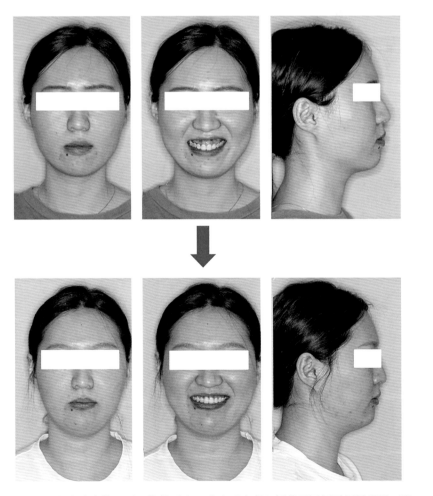

图3-244　患者治疗前、后面像的对比。治疗后患者上颌前牙唇侧牙龈暴露量正常。

第十四节　辅助拔除低位阻生第三磨牙

一、适应证

第三磨牙低位阻生，与下牙槽神经密切接触，直接拔除有神经损伤的风险。配合下颌升支微种植钉牵引阻生磨牙远离下牙槽神经后拔除，可减小神经损伤风险，减轻术后反应。

二、种植支抗相对于传统支抗的优点

（1）提供绝对支抗，避免牵引磨牙过程中邻牙不必要的移动。
（2）提供三维方向的牵引力，确保牵引效果。

三、微种植钉植入的时机

第三磨牙开窗的同时植入下颌升支微种植钉。

四、微种植钉植入部位

下颌升支，在外斜线和内斜线之间垂直于骨面植入。

五、病例展示

【病例】

1. 主诉

正畸转诊要求拔除第三磨牙及多生牙。

2. 检查

（1）18牙、28牙、38牙、48牙口内未见。
（2）影像检查示18牙、28牙、38牙、48牙埋伏阻生，其中38牙近中低位阻生，牙根凸入下颌神经管（图3-245和图3-246）。

3. 治疗计划

38牙外科开窗，正畸牵引38牙远离下颌神经管后，外科拔除。

4. 治疗过程

拔除下颌左侧多生牙，38牙外科开窗，粘接黄金链。在患者左侧下颌升支植入微种植钉。拉簧及橡皮链一端结扎在黄金链上，一端固定于种植钉上。通过下颌升支微种植钉，对38牙施加远中-颊向-殆方的牵引力，牵引38牙远离下颌神经管，远离37牙倒

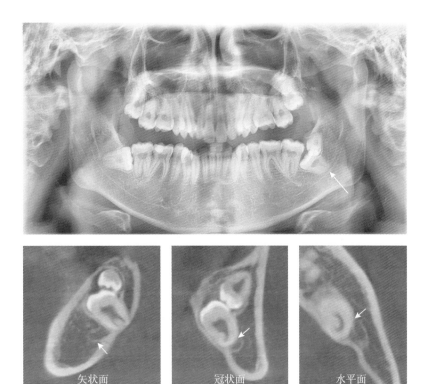

矢状面　　冠状面　　水平面

图3-245　38牙近中低位阻生，牙根凸入下颌神经管，38牙远中𬌗方存在1颗多生牙。

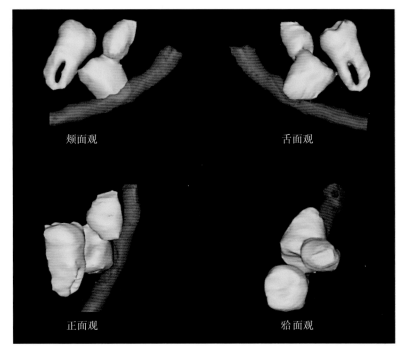

颊面观　　舌面观

正面观　　𬌗面观

图3-246　38牙三维重建图。38牙凸入下颌神经管。

凹，减小拔牙风险及术后反应。牵引过程用时4个月，影像学检查显示38牙已远离下颌神经管，周围有新生骨。拔除38牙后，未出现神经损伤症状，患者术后反应较小（图3-247～图3-250）。

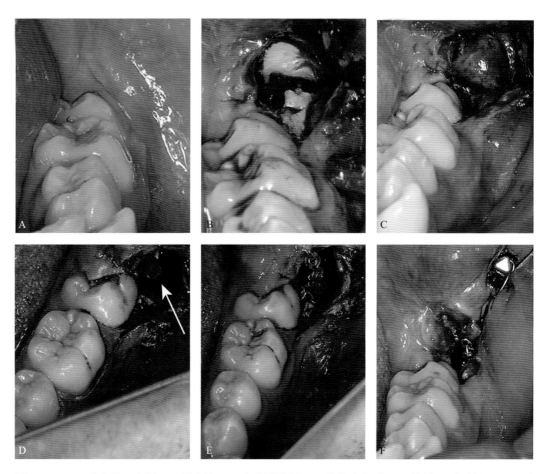

图3-247　A.治疗前口内照，38牙未见。B.多生牙劈冠。C.拔除多生牙。D.暴露38牙牙冠。E.38牙牙冠粘接黄金链。F.下颌升支微种植钉植入。

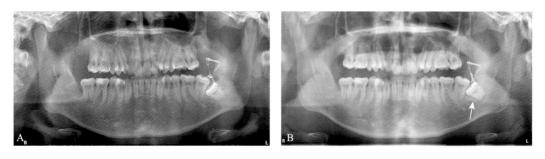

图3-248　A.牵引1个月。B.牵引4个月，38牙远离下颌神经管，周围有新生骨质（箭头）。C.正畸牵引前、后CBCT对比，38牙牙根远离下颌神经管，周围有新生骨质（箭头）。

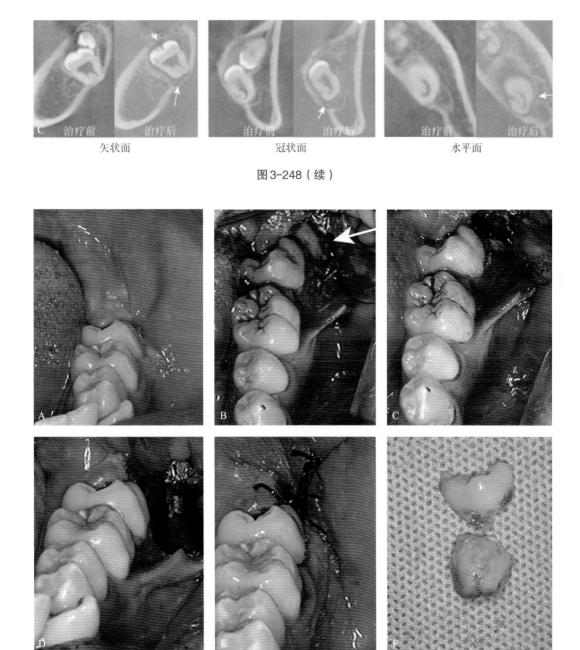

矢状面　　　　　　　　　　　冠状面　　　　　　　　　　　水平面

图 3-248（续）

图 3-249　A. 38 牙拔除前口内照。B. 暴露 38 牙（箭头）。C. 劈断 38 牙牙冠。D. 拔除 38 牙。E. 缝合。F. 拔除的 38 牙。

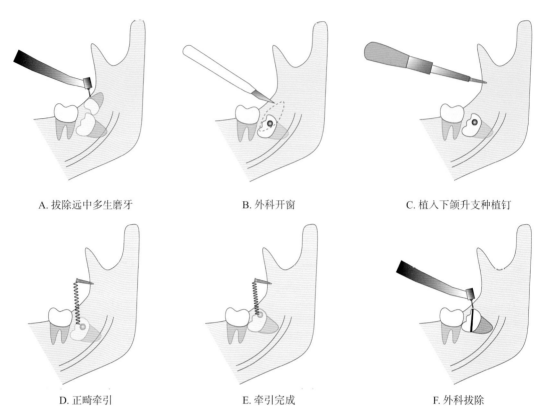

A. 拔除远中多生磨牙

B. 外科开窗

C. 植入下颌升支种植钉

D. 正畸牵引

E. 牵引完成

F. 外科拔除

图3-250 A. 拔除多生牙。B. 外科开窗，暴露38牙牙冠，粘接黄金链。C. 下颌升支植入种植钉。D. 拉簧加力牵引38牙。E. 38牙牙根远离下颌神经管。F. 外科拔除38牙。

第四章

种植支抗与隐形矫治的联合应用

第一节　种植支抗与隐形矫治联合应用的适应证

由于生物力学系统不同，隐形矫治和固定矫治擅长的牙移动类型不同。隐形矫治擅长磨牙远中移动和扩弓，而对前磨牙改扭转和切牙伸长的临床治疗效果较差（图4-1）。由于隐形矫治的附加装置比固定矫治的少，因此一些牙移动的实现相对较困难，针对这些牙移动需使用额外的支抗装置，如种植支抗等。另外，对于本来需要加强支抗的牙移动，同样可以在隐形矫治过程中联合种植支抗，达到预期的效果。在隐形矫治之前，医师需要对隐形矫治难度进行评估，对于复杂的隐形矫治患者，可以分析难度较高的牙移动，从而针对性地设计额外的支抗。种植支抗与隐形矫治联合应用的适应证包括：

（1）前牙内收加强后牙支抗。

（2）长距离推磨牙向远中需要加强前牙支抗。

（3）严重深覆𬌗需要压低前牙或有露龈笑的患者。

（4）需要压低后牙进行垂直向控制的患者。

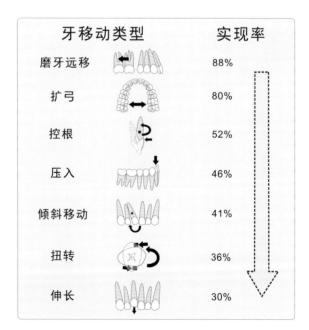

图4-1　隐形矫治针对各类型牙移动的实现率。其中，磨牙远中移动和扩弓实现率较高，而前磨牙改扭转和切牙伸长实现率较低。

（5）需要改正近中舌倾的磨牙。

（6）其他需要配合种植钉提供额外支抗的患者。

第二节　隐形矫治难度评估（CAT-CAT隐形矫治难度评估系统）

如上所述，隐形矫治和固定矫治生物力学系统差异较大，因此口腔正畸科医师在进行隐形矫治之前需要对隐形矫治患者进行综合分析和全面诊断，对隐形矫治患者进行难度评估。隐形矫治难度较低的患者可以按照正常的隐形矫治常规进行矫治，而对于复杂病例，则需进一步分析哪些牙移动隐形矫治实现起来较困难，是否需要辅助额外的支抗装置。

固定正畸治疗难度评估系统有很多，如ABO的DI指数，然而这些评价指标主要是针对固定矫治，由于隐形矫治和固定矫治生物力学系统完全不同，所以这些指标无法很好地用于隐形矫治的难度评估。

笔者的研究团队通过对大量的隐形矫治前、后的资料进行分析，开发出国际上第一个专门用于隐形矫治难度评估的系统，英文名为Clear Aligner Treatment Complexity Assessment Tool（CAT-CAT），该难度评估工具已通过国际同行评审，发表于口腔权威SCI杂志上（Long et al., BMC Oral Health, 2020）。CAT-CAT隐 形矫治难度评估系统通过对模型分析、影像学检查和临床检查等三大部分对隐形矫治牙移动进行难度评估（图4–2）。

隐形矫治风险难度评估表

Clear Aligner Treatment Complexity Assessment Tool（CAT-CAT）

患者: ______　　总分: ______　　难易程度: ______

模型分析

覆盖	0~1 mm	1~3 mm	3~5 mm	5~7 mm	7~9 mm	>9 mm	反殆
	2	0	4	6	8	10	2/mm
覆殆	0~1 mm	1~3 mm	3~5 mm	5~7 mm	>7 mm	开殆	
	3	0	6	9	15	3/牙·mm	
拥挤	0~3 mm	3~5 mm	5~7 mm	>7 mm			
	0	2	3	4			

磨牙关系	维持现状	远中移动			近中移动		
		<2 mm	2~5 mm	>5 mm	<2 mm	2~5 mm	>5 mm
	0	0	3	7	3	7	12

后牙	开殆	反殆	锁殆	
	2/牙·mm	4/牙	6/牙	
最大间隙	≤2 mm	>2 mm	不通过正畸治疗关闭	
	0	2/mm	0	
其他	牙体形态异常	中线偏移 (x mm)	前磨牙扭转	侧切牙扭转
	5/牙	(x-2) × 2	2/10°	2/10°

影像学检查

ANB	<–4°	–4°~–2°	–2°~0°	0°~4°	4°~6°	6°~8°	>8°	
	8	6	2	0	2	6	8	
U1-SN	<80°	80°~90°	90°~100°	100°~110°	110°~120°	120°~130°	>130°	不改变
	6	4	2	0	6	10	12	0
SN-MP	<10°	10°~20°	20°~30°	30°~40°	40°~50°	50°~60°	>60°	
	6	4	2	0	2	6	8	

其他	阻生牙	多生牙	缺失牙	异位牙	牙根吸收		正颌手术
					冠根比<1	冠根比≥1	
	10	2	2	6	10	20	10

临床检查

E线	–2 mm~2 mm	–4 mm~–2 mm	2 mm~4mm	<–4 mm	>4 mm	不改变
	0	4	6	6	10	0
露龈笑	<2 mm	2 mm~4mm	>4 mm	不改变		
	0	4	8	0		
其他	颈部偏斜（手术治疗）	殆平面偏斜	牙周炎	TMD	广泛龋坏	
	5	10	10	10	10	

图4–2　国际上第一个隐形矫治难度评估系统：CAT-CAT隐形矫治难度评估系统（引自团队发表论文：Long et al., BMC Oral Health, 2020）。

第三节　种植支抗在隐形矫治中的应用

一、推磨牙向远中

（一）微种植钉植入部位

（1）上颌：上颌颊牙槽嵴或腭侧。

（2）下颌：外斜线或颊棚区。

（二）联合应用的方式一（上颌颊牙槽嵴、下颌外斜线植入微种植钉）

（1）通过种植钉与牙套尖牙处precision cut之间佩戴橡皮圈加强前牙支抗（图4-3）。

（2）通过种植钉与尖牙唇侧舌钮之间佩戴橡皮圈加强前牙支抗（图4-4）。

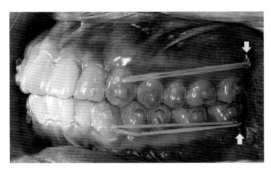 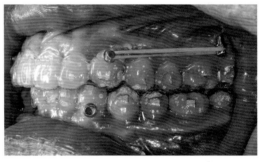

图4-3　种植钉与牙套之间佩戴橡皮圈。上颌颊牙槽嵴种植钉和下颌外斜线种植钉与牙套尖牙处precision cut之间佩戴橡皮圈，加强前牙支抗，避免推磨牙向远中过程中出现的前牙唇倾。

图4-4　上颌颊牙槽嵴种植钉与尖牙唇侧舌钮之间佩戴橡皮圈。加强前牙支抗，避免推磨牙向远中过程中出现的前牙唇倾。

生物力学分析

隐形矫治器推磨牙向远中过程中，磨牙受到远中的作用力（白色箭头），同时前牙受到唇倾的反作用力（白色箭头）。种植钉和牙套尖牙处precision cut之间放置橡皮圈加力，可对牙套施加远中的作用力（蓝色箭头），抵消推磨牙向远中前牙受到的唇倾的副作用（图4-5和图4-6）。

（三）联合应用的方式二（上颌腭侧种植钉）

（1）上颌腭中缝两侧植入种植钉，铸造2个支臂与种植钉相连，将上颌磨牙通过铸造腭杆连成一个整体，腭杆与支臂末端通过拉簧加力，辅助上颌磨牙远中移动（图4-7A）。

（2）上颌磨牙腭侧牙根之间植入种植钉，种植钉与牙套侧切牙处腭侧precision cut之间佩戴橡皮圈加强前牙支抗（图4-7B）。

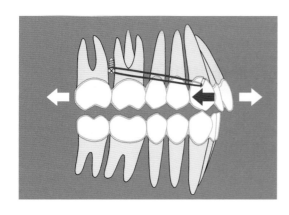

图4-5 上颌颊牙槽嵴种植钉辅助隐形矫治推磨牙向远中的生物力学分析：种植钉通过橡皮圈对前牙施加远中的作用力，抵消隐形牙套推磨牙向远中引起的前牙唇倾的副作用。

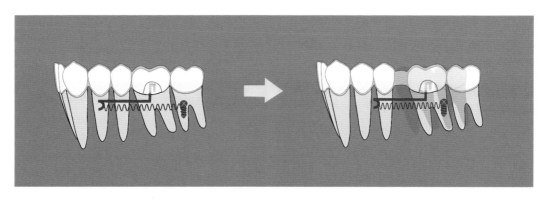

图4-6 下颌外斜线种植钉辅助隐形矫治推磨牙向远中的生物力学分析。下颌磨牙粘接长拉钩，该长拉钩沿前庭沟水平向近中延伸，通过长拉钩近中端与外斜线种植钉施加矫治力，使其力的方向刚好通过下颌磨牙的阻抗中心，实现下颌磨牙整体远中移动。磨牙通过与种植钉直接加力远中移动，避免了使用前牙作为支抗牙发生唇倾的副作用。

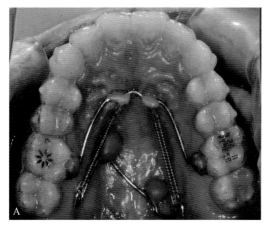
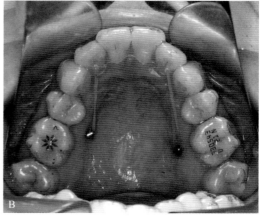

图4-7 A. 上颌腭中缝两侧植入种植钉，铸造2个支臂与种植钉相连，腭杆与支臂末端通过拉簧加力，种植钉作为直接支抗，辅助上颌磨牙远中移动。B. 于上颌磨牙腭侧牙根之间植入种植钉，通过侧切牙腭侧的precision cut和种植钉之间行颌内牵引，辅助隐形矫治上颌磨牙远中移动。

生物力学分析

见图4-8和图4-9。

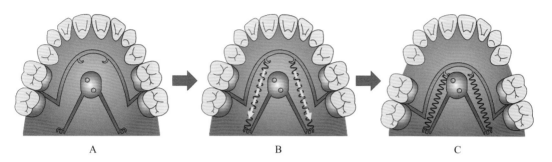

A　　　　　　　　　B　　　　　　　　　C

图4-8 上颌腭侧种植钉辅助隐形矫治推磨牙向远中的生物力学分析。A.上颌腭中缝两侧植入种植钉，铸造2个支臂与种植钉相连。B.双侧磨牙通过腭杆连接，腭杆与支臂末端通过拉簧施加远中的作用力，辅助上颌磨牙远中移动。C.加力后，上颌磨牙远中移动。

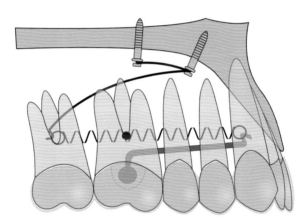

图4-9 上颌腭侧种植钉辅助隐形矫治推磨牙向远中的生物力学分析。腭杆与支臂末端所加的矫治力通过上颌磨牙的阻抗中心，实现上颌磨牙整体平行远中移动。

（四）病例展示

【病例1】

1. 主诉

下前牙不整齐。

2. 检查（图4-10～图4-12）

（1）42牙位于牙弓外舌侧。

（2）上、下颌中线不齐。

（3）上颌轻度拥挤，下颌中度拥挤。

（4）右侧尖牙磨牙近中关系；左侧尖牙磨牙远中关系。

（5）深覆𬌗（Ⅲ度）。

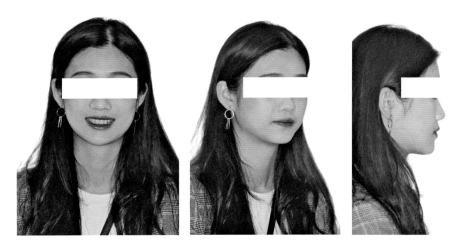

图4-10 治疗前面像。上、下颌中线不齐；侧貌为直面型。

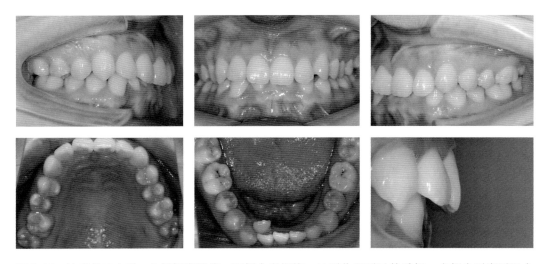

图4-11 治疗前口内照。上颌轻度拥挤，下颌中度拥挤；42牙位于牙弓外舌侧；右侧尖牙磨牙近中关系；左侧尖牙磨牙中性关系；深覆𬌗。

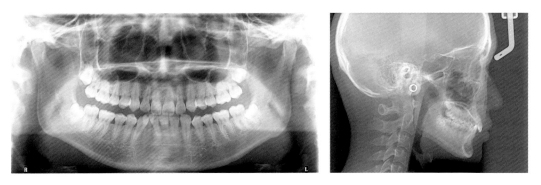

图4-12 治疗前全景片、侧位片。上、下唇位于E线上。

（6）直面型。

3. 治疗计划

种植钉配合隐形矫治推上、下颌磨牙向远中，将42牙纳入牙弓，排齐整平牙列，建立双侧尖牙磨牙中性关系，改正中线。

4. 治疗过程

在上颌双侧颧牙槽嵴、下颌右侧颊棚区各植入1枚种植钉，同时上、下颌种植钉与尖牙舌钮之间佩戴橡皮圈行颌内牵引辅助推磨牙向远中，排齐整平上、下牙列，改正尖牙磨牙关系。推磨牙获得空间后，逐步将42牙纳入牙弓（图4-13～图4-16）。

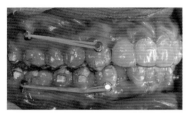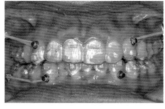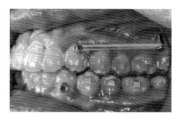

图4-13　治疗开始时，在上颌双侧颧牙槽嵴、下颌右侧颊棚区分别植入1枚微种植钉，上、下颌种植钉与尖牙唇侧舌钮之间佩戴橡皮圈行颌内牵引，加强推磨牙向远中过程中前牙支抗。

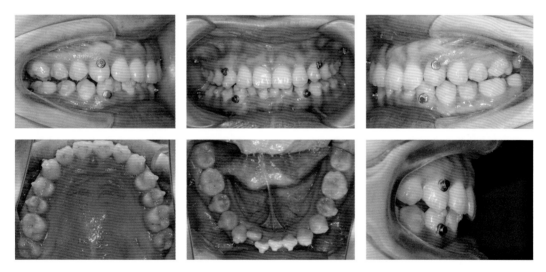

图4-14　治疗12个月，上、下颌磨牙逐渐远中移动，42牙伴随空间扩展后逐渐向唇侧移动。

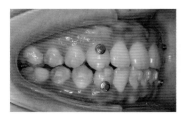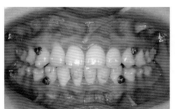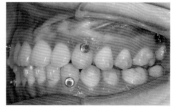

图4-15　治疗16个月。42牙纳入牙弓，牙列排齐整平。

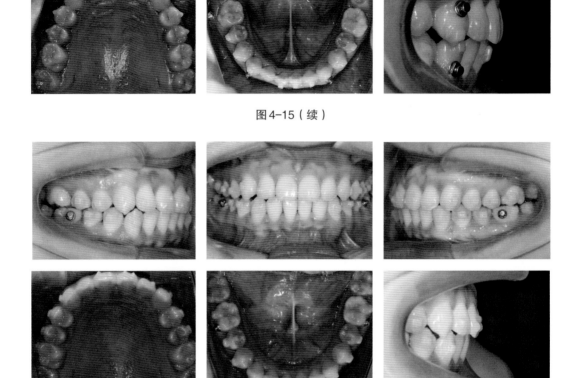

图4-15（续）

图4-16 治疗26个月。牙列排齐整平，双侧尖牙磨牙中性关系，前牙正常覆𬌗覆盖，上、下颌中线齐。

【病例2】

1. 主诉

牙齿不整齐，嘴凸。

2. 检查（图4-17～图4-19）

（1）上、下颌轻度拥挤。

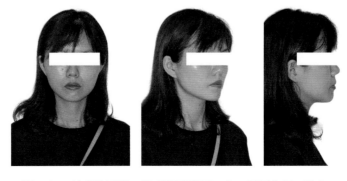

图4-17 治疗前面像。患者侧貌尚可，上、下唇位于E线上。

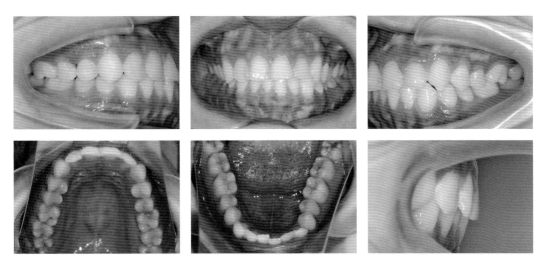

图4-18　治疗前口内照。上、下颌轻度拥挤，尖牙、磨牙近中关系，前牙正常覆𬌗覆盖。

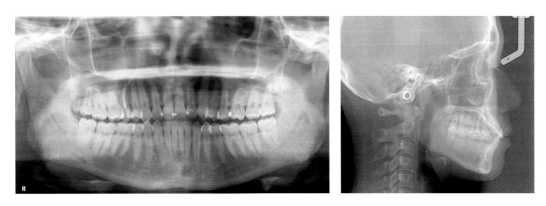

图4-19　治疗前全景片、侧位片。25牙根管充填影像尚可，上、下唇位于E线上。

（2）尖牙磨牙近中性关系，前牙正常覆𬌗覆盖。

（3）侧貌尚可，上、下唇位于E线上。

（4）上、下颌中线不齐。

3.治疗计划

鉴于患者侧貌尚可，故拟行推上、下颌磨牙向远中，配合植入种植钉（上颌腭侧、下颌双侧外斜线）实现上、下颌磨牙远移量各5 mm，建立双侧尖磨牙中性关系，在一定程度上改善正貌观的软组织凸度（图4-20和图4-21）。

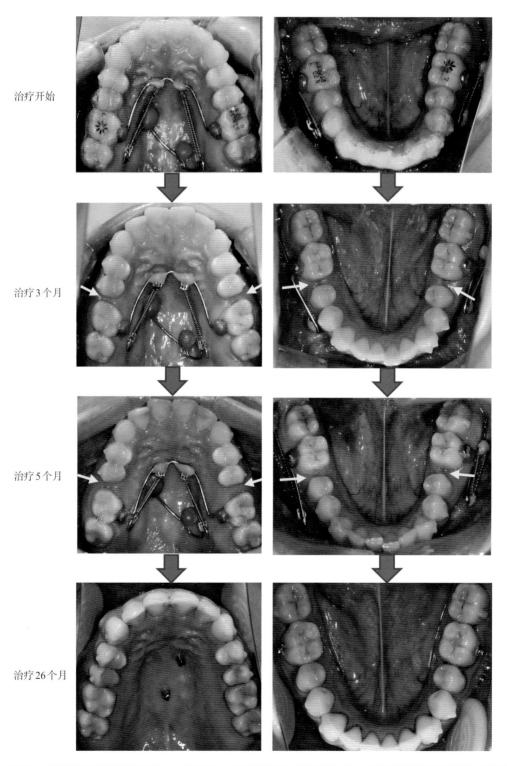

治疗开始

治疗3个月

治疗5个月

治疗26个月

图4-20 磨牙远中移动治疗过程。治疗开始：上颌腭侧植入种植钉2枚、下颌双侧外斜线各植入种植钉1枚，戴入推磨牙装置，拉簧加力；治疗3个月：上、下颌第一磨牙近中出现间隙；治疗5个月：上、下颌磨牙远移到位；治疗26个月：关闭间隙，牙列排齐整平。

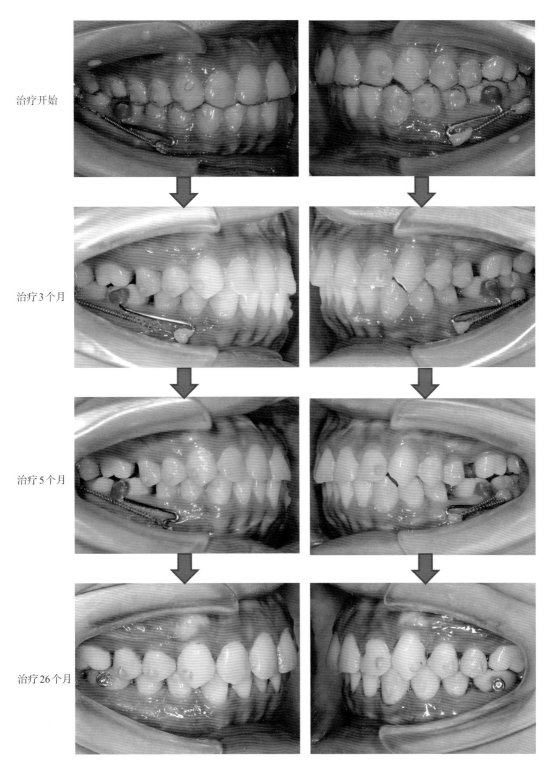

治疗开始

治疗3个月

治疗5个月

治疗26个月

图4-21 磨牙远中移动治疗过程。治疗开始：下颌双侧外斜线各植入种植钉1枚，戴入推磨牙装置，拉簧加力；治疗3个月：上、下颌第一磨牙近中出现间隙；治疗5个月：上、下颌磨牙远移到位；治疗26个月：关闭间隙，牙列排齐整平，尖牙磨牙中性关系。

二、前牙内收加强后牙支抗

（一）微种植钉植入部位

（1）上颌：上颌5/6牙牙根之间或颧牙槽下嵴。

（2）下颌：下颌后牙牙根之间、颊棚区或外斜线。

（二）联合应用的方式

通过种植钉与隐形矫治牙套尖牙处的precision cut或尖牙唇侧power arm（或舌钮）之间佩戴橡皮圈，由种植钉提供内收的作用力，从而在一定程度上加强拔牙患者内收前牙过程中后牙的支抗（图4-22～图4-25）。

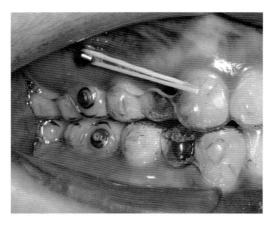

图4-22　上颌5/6牙牙根之间种植钉与尖牙牙套上的precision cut之间佩戴橡皮圈，内收前牙。

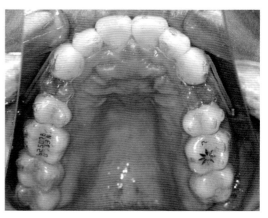

图4-23　上颌5/6牙根之间种植钉与尖牙牙套上的precision cut之间佩戴橡皮圈，内收前牙。

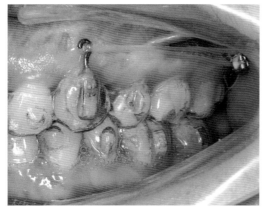

图4-24　上颌颧牙槽下嵴种植钉与尖牙唇侧的power arm之间佩戴橡皮圈，内收前牙。

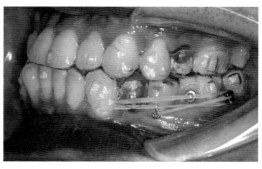

图4-25　下颌颊棚区种植钉一方面内收前牙加强后牙支抗，另一方面辅助改正35牙的扭转。

（三）生物力学分析

种植钉用于拔牙患者前牙内收过程中加强后牙支抗的生物力学分析。

（1）隐形矫治器内收前牙过程中，前牙受到远中的作用力，后牙受到近中的作用力，前牙发生顺时针旋转，出现上颌前牙舌倾、伸长和覆𬌗加深。

（2）在种植钉和尖牙power arm之间佩戴橡皮圈，可提供前牙内收作用力，该内收力通过上颌前牙的阻抗中心，利于前牙的整体平行内收，可在一定程度上加强后牙支抗和减少前牙舌倾的深覆𬌗的趋势（图4-26）。

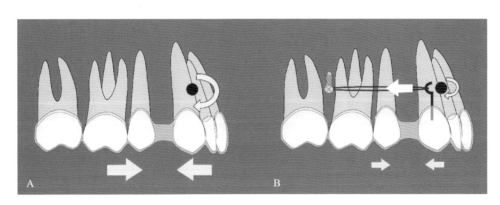

图4-26　种植钉辅助内收前牙的生物力学分析。A. 常规隐形矫治。B. 种植钉和尖牙的power arm联合，有助于前牙整体平行内收。

（四）病例展示

【病例1】

1. 主诉

嘴凸。

2. 检查

（1）凸面型，鼻唇角小，上、下唇位于E线前。

（2）上、下牙列轻度拥挤。

（3）双侧尖牙磨牙远中关系。

（4）前牙Ⅱ°深覆盖。

（5）上、下切牙唇倾（图4-27）。

3. 治疗计划

拔除14牙、24牙、34牙、44牙，排齐整平上、下牙列，上颌后牙区种植钉强支抗内收前牙，关闭拔牙间隙，建立双侧尖牙磨牙中性关系，前牙正常覆𬌗覆盖。

4. 治疗过程

（1）拔除14牙、24牙、34牙、44牙，上颌15/16牙、25/26牙牙根间植入种植钉，配合橡皮圈与尖牙power arm行颌内牵引，内收上颌前牙；下颌颊棚区植入种植钉，配合橡皮圈与尖牙power arm行颌内牵引，内收下颌前牙（图4-28）。

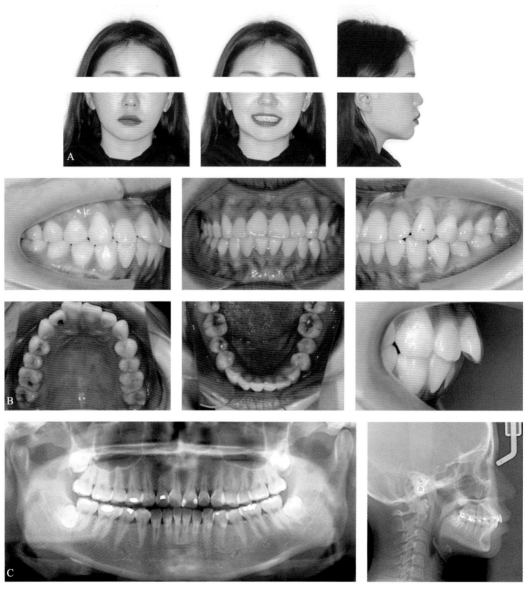

图4-27　患者初诊资料。A. 患者面像示凸面型。B. 患者口内照示双侧尖牙磨牙中性关系，前牙Ⅱ°深覆盖。C. X线片示上、下前牙唇倾。

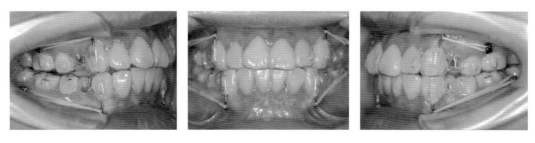

图4-28　治疗过程中口内照，可见4个区均与种植钉行颌内牵引。

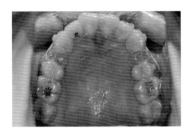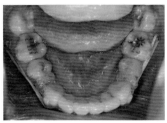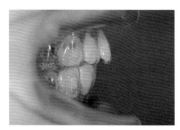

图4-28（续）

（2）上颌中切牙牙根之间植入种植钉，配合橡皮圈压低上颌切牙并辅助增加上颌切牙根舌向转矩（图4-29和图4-30）。

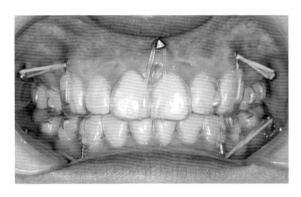

图4-29　上颌中切牙根间种植钉，通过橡皮圈挂在牙套上前牙区的舌侧，压低上颌切牙并辅助增加上颌切牙根舌向转矩。

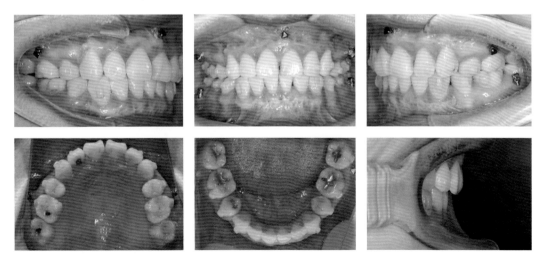

图4-30　精细调整矫治器治疗过程中口内照。拔牙间隙基本关闭，前牙转矩正常，覆𬌗覆盖正常。患者侧貌面型得到很大程度的改善。

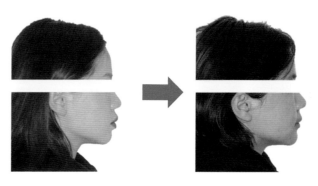

图4-30（续）

5. 讨论分析

隐形矫治拔牙病例，在内收前牙时容易发生切牙转矩丢失，后牙开𬌗，发生"过山车"效应，可考虑在上颌中切牙牙根之间植入种植钉，实现上前牙根舌向转矩和压低，减少此类情况的发生。

【病例2】

1. 主诉

龅牙求治。

2. 检查

（1）开唇露齿，凸面型，鼻唇角小，上、下唇位于E线前。

（2）口内上颌牙列散在间隙，下颌牙列轻度拥挤。

（3）右侧尖牙磨牙远中关系，左侧尖牙磨牙基本中性关系。

（4）前牙Ⅱ°深覆盖。

（5）上、下前牙唇倾。

（6）下中线右偏。

（7）18牙、28牙、38牙、48牙已萌。

（8）下前牙区牙槽骨轻度水平性吸收（图4-31）。

3. 治疗计划

拔除14牙、24牙、34牙、44牙，排齐整平上、下牙列，关闭拔牙间隙，内收上、下前牙（上颌双侧磨牙强支抗）；精细调整咬合关系，早期配合双侧Ⅱ类牵引；建立双侧磨牙中性咬合关系，前牙正常覆𬌗覆盖。

4. 治疗过程

（1）拔除14牙、24牙、34牙、44牙，双侧Ⅱ类牵引远中移动上颌尖牙，同时近中移动下颌后牙，改善咬合关系；矫治10个月后，双侧磨牙基本中性咬合关系，前牙覆盖仍偏大（图4-32）。

（2）在15/16牙、25/26牙牙根间植入种植钉，上颌双侧颌内牵引+双侧Ⅱ类牵引；此时，双侧后牙咬合稳定，未出现牙弓中段开𬌗及后牙近中倾斜情况（图4-33）。

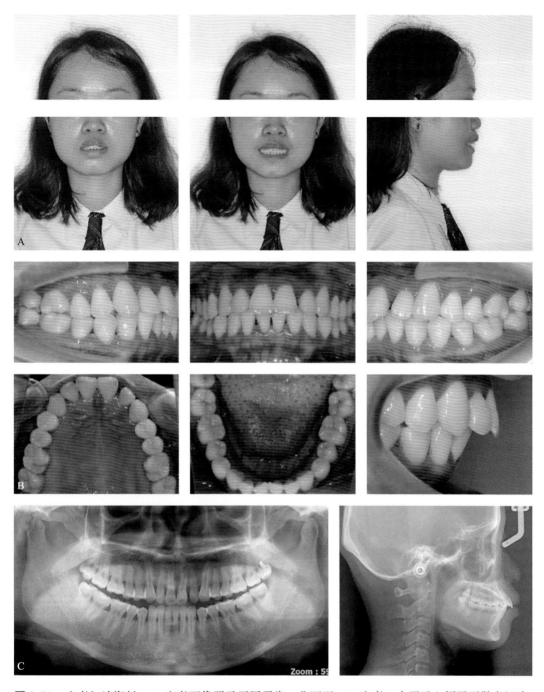

图4-31　患者初诊资料。A. 患者面像照示开唇露齿、凸面型。B. 患者口内照示上颌牙列散在间隙，下颌牙列轻度拥挤，右侧尖牙磨牙远中关系，左侧尖牙磨牙基本中性关系，前牙Ⅱ°深覆盖，下前牙区牙龈萎缩，可见"黑三角"。C. X线片示18牙、28牙、38牙、48牙已萌，下前牙区牙槽骨轻度水平性吸收。

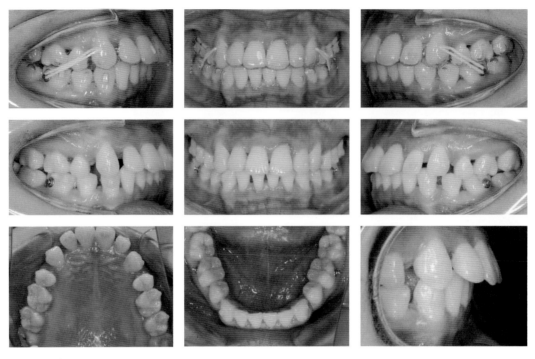

图4-32 矫治第10个月口内照：双侧Ⅱ类牵引，内收上前牙，改善咬合关系。

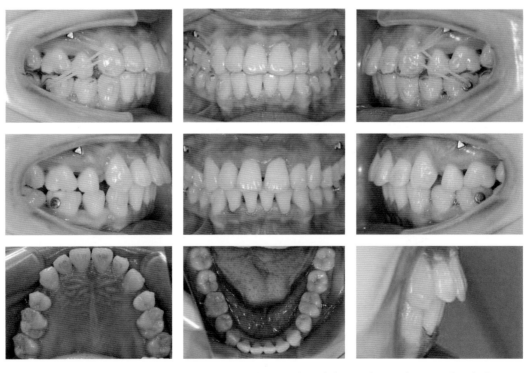

图4-33 矫治第12个月口内照：上颌双侧颌内牵引＋双侧Ⅱ类牵引，内收上前牙，改善咬合关系。

5. 治疗效果

（1）治疗结束后口内照示牙列排齐整平，双侧尖牙磨牙中性关系，前牙正常覆𬌗覆盖（图4-34）。

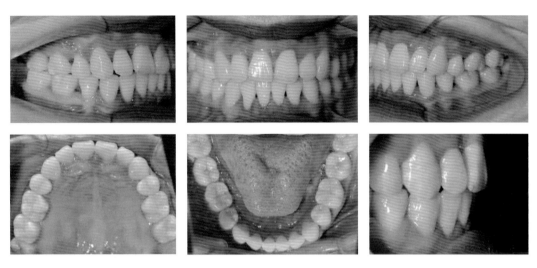

图4-34　治疗结束后口内照：牙列排齐整平，双侧尖牙磨牙中性关系，前牙正常覆𬌗覆盖。

（2）治疗过程中侧面照对比示患者面型凸度明显改善，鼻唇颏关系改善（图4-35）。

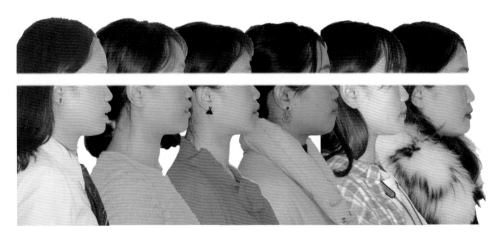

图4-35　治疗过程中侧面照对比：患者面型凸度逐渐改善，鼻唇颏关系正常。

6. 讨论分析

控制前牙转矩及后牙支抗：在设计方案的终末目标中，维持上、下前牙较大唇倾度，后牙段远中竖直备抗；当需要配合种植钉绝对支抗内收前牙时，需在备抗完成后，再在后牙区种植钉支抗，以免牙根移动，与种植钉发生接触。

【病例3】

1. 主诉

嘴凸，颏部不明显。

2. 检查

（1）凸面型，高角，下颌后缩，上、下唇位于E线前。

（2）口内上、下颌牙列轻度拥挤。

（3）右侧尖牙磨牙远中关系，左侧尖牙磨牙基本中性关系。

（4）前牙Ⅱ°深覆盖。

（5）下前牙牙根形明显，下中线右偏。

（6）18牙、28牙、38牙、48牙已萌（图4-36）。

3. 治疗计划

拔除14牙、24牙、34牙、44牙，上颌利用拔牙间隙内收上前牙，改善凸度，种植钉强支抗，后牙不动，下颌先内收前牙，改善凸度，最后近中移动右下后牙，改善磨牙关系。

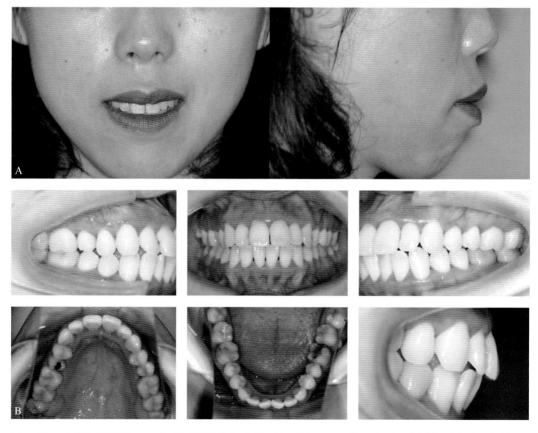

图4-36　患者初诊资料。A. 患者面像照示凸面型、长面型。B. 患者口内照示右侧尖牙磨牙远中关系，左侧尖牙磨牙基本中性关系，前牙Ⅱ°深覆盖，下前牙牙根形明显，下中线右偏。C. X线片示18牙、28牙、38牙、48牙已萌。

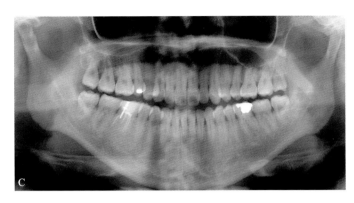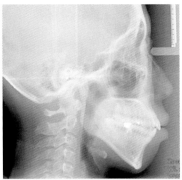

图4-36（续）

4. 治疗过程

拔除14牙、24牙、34牙、44牙。上颌在15/16牙、25/26牙牙间植入种植钉，双侧与种植钉行颌内牵引远中移动尖牙；橡皮链从种植钉跨过牙套挂至16牙、26牙舌侧的舌钮上，可压低上颌后牙段，使下颌前旋。下颌33～35牙、43～45牙power arm间颌内牵引，交互移动，远中移动尖牙＋近中移动后牙；双侧Ⅱ类牵引远中移动上颌尖牙，同时近中移动下颌后牙，改善咬合关系（图4-37）。

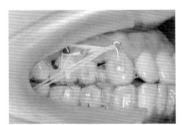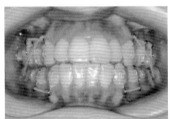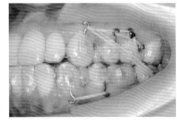

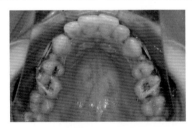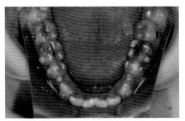

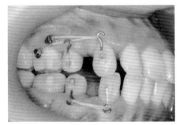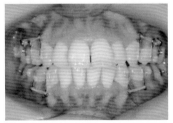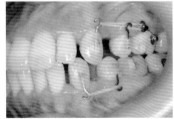

图4-37　矫治第8个月口内照：上颌双侧尖牙与种植钉行颌内牵引，种植钉压低上颌磨牙，下颌颌内牵引，双侧Ⅱ类牵引。

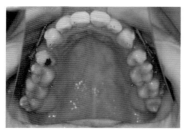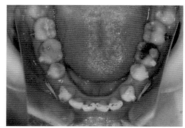

图4-37（续）

5. 治疗效果

治疗后，牙列排齐整平，双侧尖牙磨牙中性关系，前牙覆𬌗覆盖正常，治疗后，面型凸度改善，鼻唇颏关系正常（图4-38和图4-39）。

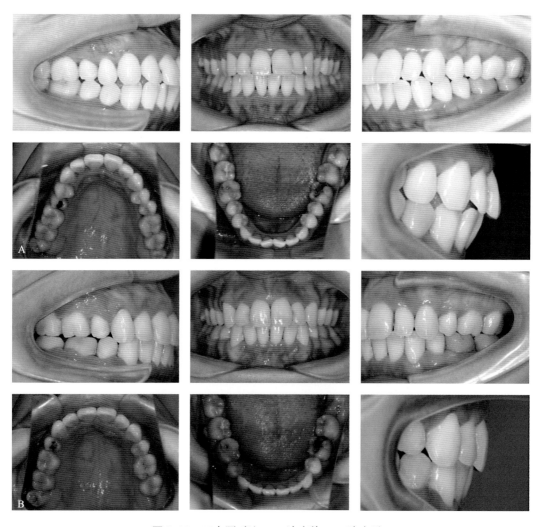

图4-38 口内照对比。A.治疗前。B.治疗后。

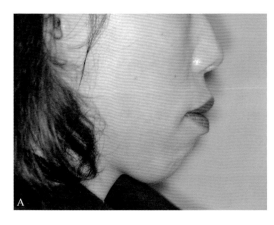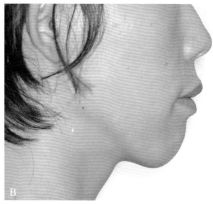

图4-39 面像对比。A.治疗前。B.治疗后。

6. 讨论分析

（1）控制后牙支抗：种植钉提供绝对支抗内收前牙，可最大限度纠正患者面型凸度。

（2）控制垂直向高度：对于高角患者选择隐形矫治配合种植钉压低后牙，可使下颌前旋，改善高角和颏部不明显的面型。

三、压低前牙

（一）微种植钉植入部位

（1）上颌：上颌前牙牙根之间和（或）腭侧。

（2）下颌：下颌牙根之间或颏部。

（二）联合应用的方式

通过牙套上的precision cut或凸起和唇侧种植钉之间佩戴橡皮圈，对前牙施加压低的作用力（图4-40）。

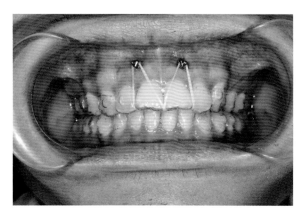

图4-40 上颌前牙牙根之间种植钉+橡皮圈压低前牙。

（三）生物力学分析

唇侧种植钉和牙套precision cut或凸起之间佩戴橡皮圈，可有效对前牙进行压低。种植钉对前牙压低的作用力通过前牙阻抗中心的唇侧，因此，前牙压低的同时可出现前牙唇倾。前牙唇倾对Ⅱ类2分类是有利的，但对于过于唇倾的前牙是不利的。因此对于过于唇倾且需要压低的前牙，可在唇侧和腭侧分别植入种植钉，同时对前牙进行压低（图4-41）。

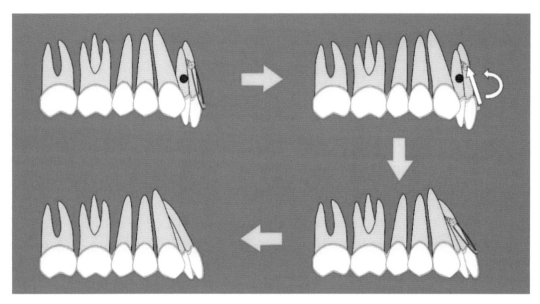

图4-41　前牙唇侧种植钉辅助隐形矫治压低前牙的生物力学分析。种植钉对前牙施加额外的压低和唇倾的作用力。

（四）病例展示

【病例1】

1. 病例情况

安氏Ⅱ类2分类，深覆𬌗，上、下前牙舌倾（图4-42）。

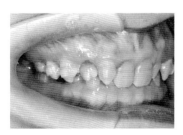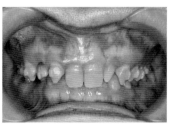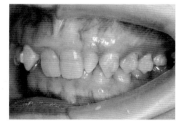

图4-42　治疗前口内像：前牙内倾性深覆𬌗，上、下前牙舌倾，75牙、85牙滞留，使用隐形矫治器治疗。

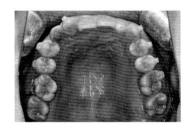
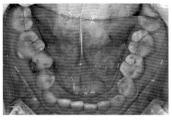
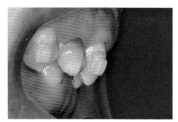

图4-42（续）

2.治疗计划

种植支抗配合隐形矫治唇倾和压低上、下前牙，改善前牙舌倾和深覆𬌗。在上、下颌前牙区各植入1枚种植支抗。在唇侧种植钉与牙套舌侧的 precision cut 之间佩戴橡皮圈，使前牙得到有效压低和唇倾（图4-43和图4-44）。

3.治疗效果

种植钉配合隐形矫治，通过患者佩戴橡皮圈，对上、下前牙进行有效压低，治疗过程中患者深覆𬌗改正，上、下前牙唇倾度得到改善（图4-45）。

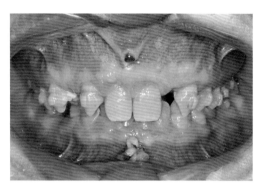

图4-43 在上、下颌前牙区分别植入1枚种植钉。尽量选择附着龈处植入，若切牙牙根之间距离过窄，可选择于较根方的位置植入（如前鼻嵴或正中联合）。图示患者下颌切牙牙根距离过近，因此选择于下颌正中联合处植入种植钉，然后制作延伸拉钩，与种植钉相连。

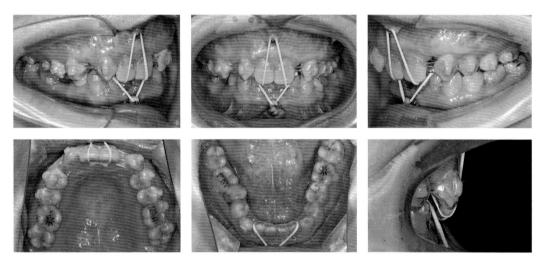

图4-44 种植钉与牙套之间佩戴橡皮圈，提供对前牙压低和唇倾的作用力。

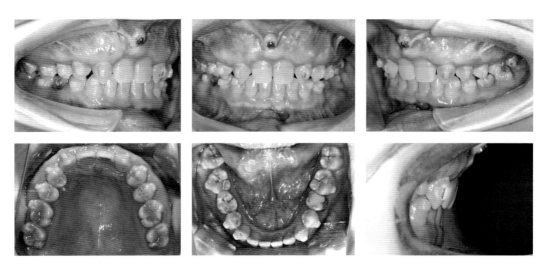

图4-45 前牙唇倾度改善后和压低后的口内像。

【病例2】

1. 病例情况

患者治疗前面型凸，前牙开𬌗，上、下颌中度拥挤，42牙缺失，16牙、25牙为烤瓷冠。治疗方案为拔除14牙、25牙、34牙，隐形矫治排齐牙列，维持磨牙中性关系，强支抗内收前牙，并且压低后牙，改正前牙开𬌗（图4-46和图4-47）。

治疗过程中，前牙开𬌗得到改善，但患者前牙出现舌倾和伸长并伴有露龈笑（图4-47和图4-48）。

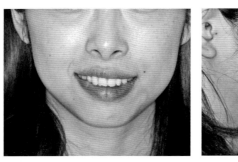
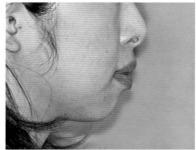

图4-46 患者治疗前面像示：凸面型。

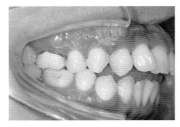
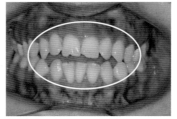
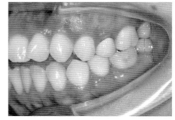

图4-47 患者治疗前口内像示：前牙开𬌗，上、下颌中度拥挤，42牙缺失，16牙、25牙为烤瓷冠。

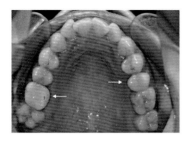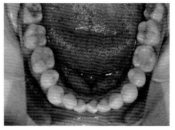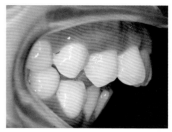

图4-47（续）

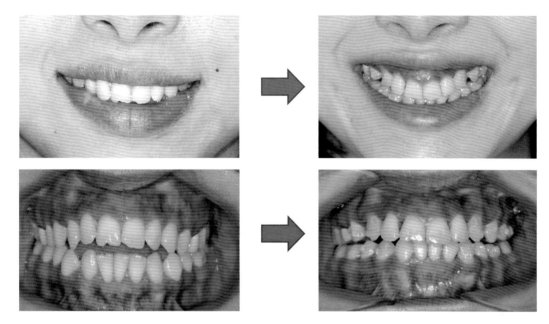

图4-48　患者治疗前为开𬌗，上颌拔除14牙、25牙，于双侧后牙牙根之间植入种植钉，强支抗内收前牙，利用间隙关闭的"钟摆效应"，同时压低后牙，改善开𬌗。隐形矫治过程中，前牙覆𬌗加深，开𬌗改善，出现露龈笑。

2. 治疗计划

种植支抗配合隐形牙套压低上前牙，利用后牙牙根之间种植支抗和隐形牙套佩戴橡皮圈，对前牙进行转矩控制和压低，改善露龈笑（图4-49和图4-50）。

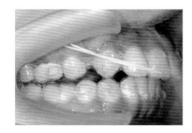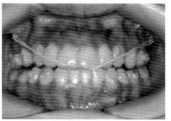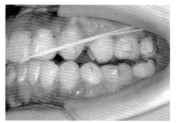

图4-49　治疗中口内像。于11牙、21牙舌侧粘接舌钮，双侧种植钉与舌钮绕过唇侧直接佩戴橡皮圈，内收和压低上前牙。

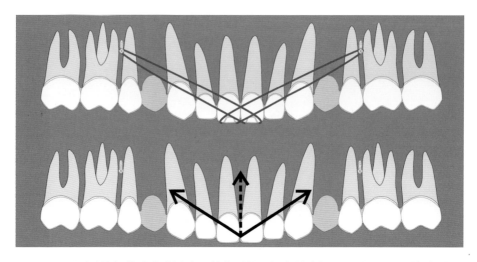

图4-50 后牙种植钉辅助隐形矫治压低前牙的生物力学分析。11牙、21牙舌侧粘接舌钮，双侧种植钉与舌钮之间绕过牙套唇侧，佩戴橡皮圈。橡皮圈提供内收、压低和根舌向转矩的作用力，在更换隐形牙套内收前牙的同时，压低上前牙，防止覆𬌗加深和舌倾。

3. 治疗效果

治疗后开𬌗改正，覆𬌗覆盖正常，凸面型改善，并且治疗过程中出现的露龈笑得到有效改正（图4-51～图4-53）。

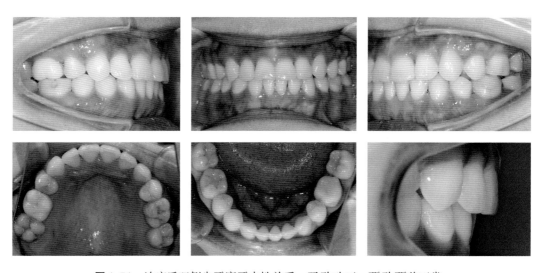

图4-51 治疗后双侧尖牙磨牙中性关系，开𬌗改正，覆𬌗覆盖正常。

四、压低后牙

（一）微种植钉植入部位

（1）上颌：颊牙槽嵴或腭侧。

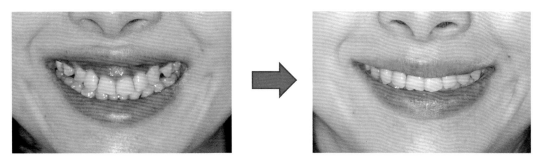

图4-52 露龈笑改正前、后对比：前牙得到有效压低。

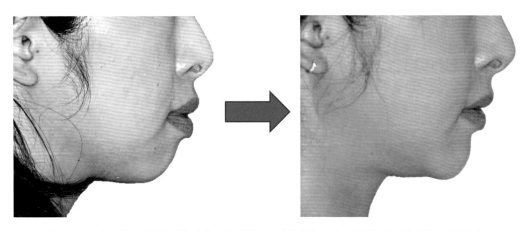

图4-53 治疗前、后侧面像对比：患者上、下唇内收，凸面型得到有效改善，颏部明显。

（2）下颌：外斜线或颊棚区。

（二）联合应用的方式

　　压低上颌后牙，可让患者佩戴隐形矫治器后在颊侧和腭侧的种植钉之间佩戴橡皮圈，将橡皮圈"骑跨"在牙套上，提供上颌后牙压低的作用力（图4-54）。

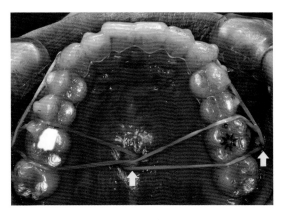

图4-54 颊侧种植钉和腭侧种植钉联合使用辅助隐形矫治后牙的压低。

下颌需要压低的后牙通常近中舌倾，在改正舌倾的过程中同时需要压低。这种情况下，可在颊棚区或外斜线植入种植钉，并在舌倾的磨牙舌侧粘接舌钮，通过在舌钮和种植钉之间佩戴橡皮圈并"骑跨"在隐形牙套上，即可提供下颌磨牙竖直和压低的作用力。

（三）生物力学分析

在需要压低的后牙颊侧和腭侧各植入1枚种植钉，从颊侧种植钉到腭侧种植钉之间佩戴橡皮圈，并将橡皮圈压在牙套的𬌗方，颊侧种植钉和腭侧种植钉分别对后牙施加颊侧和腭侧的作用力（蓝色箭头），两者的合力（灰色剪头）施加后牙压低的作用力（图4-55）。

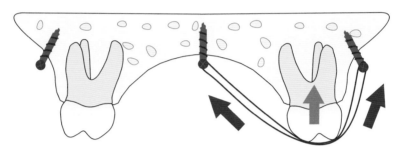

图4-55 颊侧种植钉和腭侧种植钉联合使用辅助隐形矫治压低后牙。颊侧种植钉和腭侧种植钉分别对后牙施加颊侧和腭侧的作用力（蓝色箭头），两者的合力施加后牙压低的作用力。

【病例】

1. 主诉

接种植科转诊。

2. 检查

（1）44～47牙缺失，14～17牙伸长，下颌44～47牙种植修复空间不足。

（2）左侧尖牙磨牙中性关系，深覆𬌗Ⅱ°。

（3）侧貌稍凸，下颌后缩。

（4）上、下中线不齐（图4-56～图4-58）。

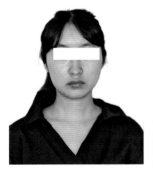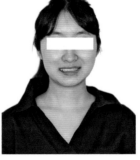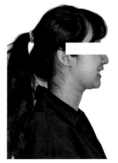

图4-56 治疗前面像。

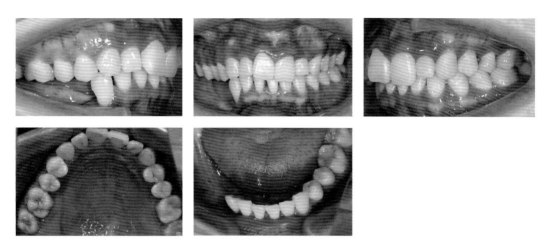

图4-57 治疗前口内像。44～47牙缺失，14～17牙伸长。上、下颌中线不齐。

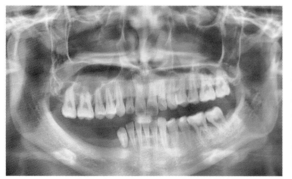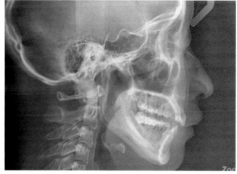

图4-58 治疗前全景片和侧位片。44～47牙牙槽骨水平性吸收，14～17牙伸长；上唇位于E线前，下唇位于E线后。

3.治疗计划

压低上颌磨牙。于16牙的颊侧及腭侧植入种植钉，压低右上后牙，整平殆曲线，创造右下后牙种植修复空间，同时改正中线（图4-59～图4-61）。

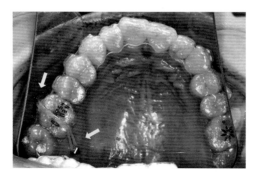

图4-59 在16牙的颊侧及腭侧各植入1枚种植钉，从颊侧种植钉到腭侧种植钉之间佩戴橡皮圈，并将橡皮圈跨过牙套殆方，颊侧种植钉和腭侧种植钉分别对后牙施加颊侧和腭侧的作用力，两者的合力实现后牙压低。

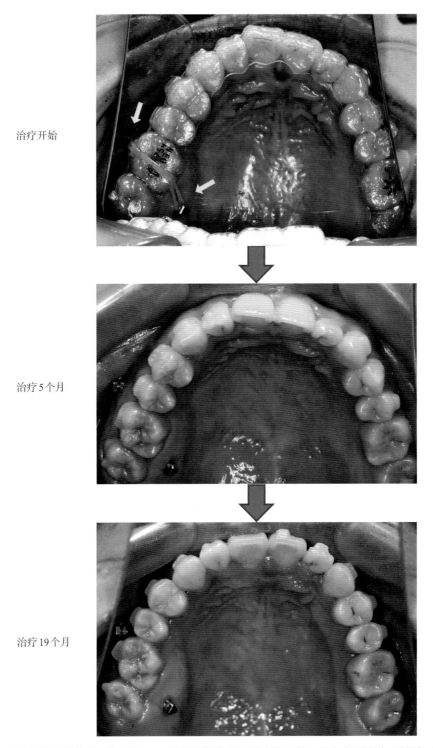

治疗开始

治疗5个月

治疗19个月

图4-60　右上后牙压低过程殆面像：16牙颊腭侧各植入种植钉1枚，从颊侧种植钉到腭侧种植钉之间佩戴橡皮圈，将橡皮圈压在16牙对应牙套的殆方。治疗5个月：右上颌后牙压低有效。治疗19个月：右上颌后牙压低到位。

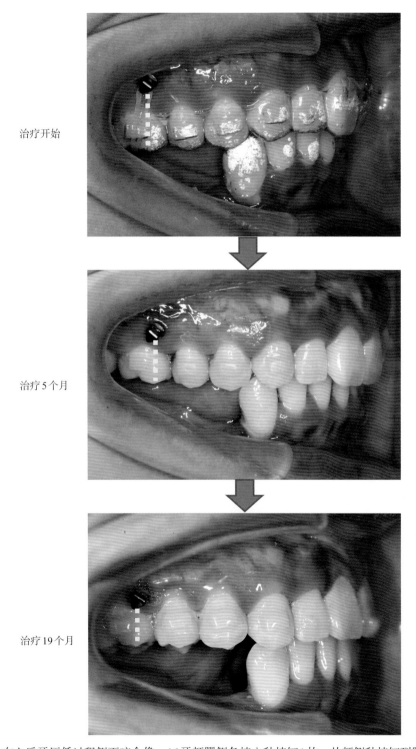

治疗开始

治疗5个月

治疗19个月

图4-61　右上后牙压低过程侧面咬合像：16牙颊腭侧各植入种植钉1枚，从颊侧种植钉到腭侧种植钉之间跨过牙套佩戴橡皮圈。治疗5个月：右上颌后牙压低有效，种植钉与16牙近颊尖距离逐渐靠近，𬌗曲线改善。治疗19个月：右上颌后牙压低到位，种植钉与16牙近颊尖距离明显缩短，伸长的后牙得到有效压低。

五、改正后牙颊倾或舌倾

（一）微种植钉植入部位

（1）上颌：上颌颧牙槽嵴或腭侧。

（2）下颌：外斜线或颊棚区。

（二）联合应用的方式

压低上颌后牙，可让患者佩戴隐形矫治器后在颊侧和腭侧的种植钉之间佩戴橡皮圈，并将橡皮圈"骑跨"在牙套上，即可提供上颌后牙压低的作用力（图4-62）。

下颌需要压低的后牙一般近中舌倾，后牙竖直的过程中同时需要压低。这种情况下，就可以在颊棚区或外斜线植入种植钉，并在舌倾的磨牙舌侧粘接舌钮，通过在舌钮和种植钉之间佩戴橡皮圈并"骑跨"在隐形牙套上，可提供下颌磨牙竖直和压低的作用力（图4-63）。

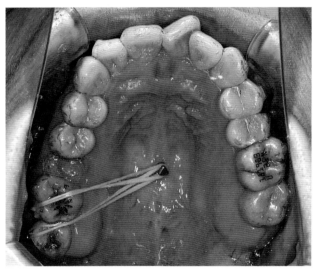
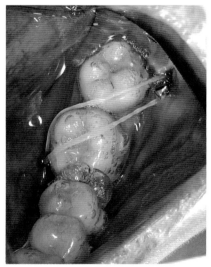

图4-62 患者16牙缺失，17牙、18牙颊倾伸长，在患者腭侧植入种植钉，从17牙、18牙颊侧舌钮到腭侧种植钉佩戴橡皮圈，提供近中、腭侧和压低的作用力。

图4-63 患者第一磨牙缺失，第二磨牙近中舌倾，为了远中竖直第二磨牙并改正其舌倾，在患者下颌外斜线植入种植钉，橡皮圈从第二磨牙的舌侧舌钮牵引至种植钉，提供远中、压低和颊倾的作用力。

（三）生物力学分析

正锁𬌗通常表现为上颌磨牙颊倾伸长，下颌磨牙舌倾，单纯扶正磨牙可导致正锁𬌗侧磨牙伸长，因此需要在改正磨牙倾斜的同时对磨牙进行压低。在上颌腭侧和下颌颊棚区（或外斜线）各植入1枚种植钉，通过橡皮圈的作用力同时改正磨牙伸长和倾斜。橡皮圈的作用力通过阻抗中心的𬌗方和腭侧，产生压低的作用力和顺时针转矩，从而改正上颌磨牙的颊倾和伸长。下颌磨牙受力的生物力学分析同上颌磨牙（图4-64）。

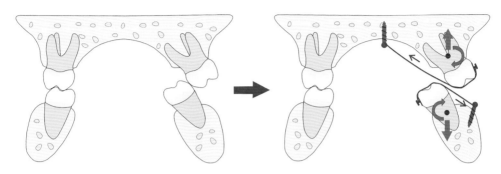

图4-64　种植钉辅助改正隐形矫治后牙正锁合的生物力学分析。

（四）病例展示

【病例1】

1. 主诉

牙齿不整齐。

2. 检查

（1）左侧尖牙远中关系，右侧尖牙中性关系。

（2）16牙、28牙、36牙、46牙残根。

（3）17牙、18牙正锁合（图4-65）。

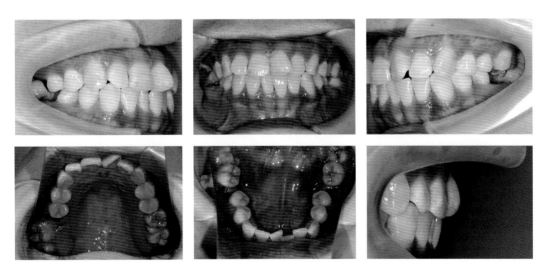

图4-65　左侧尖牙远中关系，右侧尖牙中性关系；17牙、18牙正锁合。

3. 治疗计划

拔除16牙、28牙、36牙、46牙残根，17牙、18牙代16牙、17牙，37牙、38牙代

36牙、37牙，47牙、48牙代46牙、47牙。腭中缝种植钉配合隐形矫治，改正右侧上颌磨牙的颊倾和伸长（图4-66）。

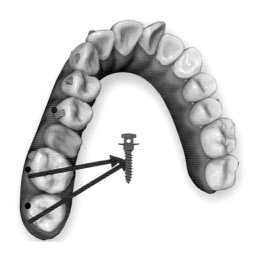

图4-66　腭中缝种植钉与粘接于牙面的舌钮直接加力，配合隐形矫治改正锁合。

对于锁合或其他需要打开咬合的病例而言，隐形矫治器具有独特的优势；一方面，矫治器本身具有限制垂直向高度的作用，另一方面，矫治器本身的厚度或通过𬌗面设计矩形附件，可以很好地打开咬合的锁结，利于锁合的改正。

4. 治疗效果

患者通过17牙、18牙颊侧的舌钮与腭侧的种植钉跨过𬌗方的隐形牙套，直接佩戴橡皮圈加力，压低伸长的17牙、18牙并改正颊倾（图4-67）。

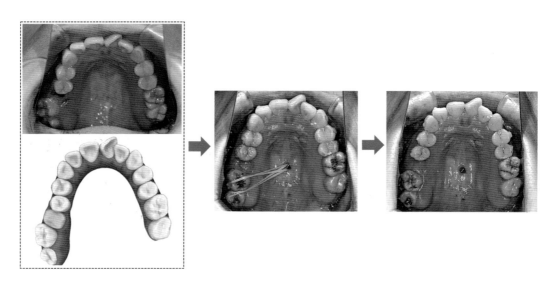

图4-67　治疗前17牙、18牙明显伸长，于腭中缝种植钉与粘接于17牙、18牙颊侧的舌钮直接加力，压低17牙和18牙并改正颊倾。

【病例2】

1. 主诉

左侧无法咀嚼。

2. 检查

（1）左侧磨牙中性关系，右侧磨牙远中关系。

（2）26牙、27牙伸长，36牙、37牙舌倾。

（3）14牙、24牙、32牙、47牙缺失。

（4）深覆𬌗深覆盖（图4-68）。

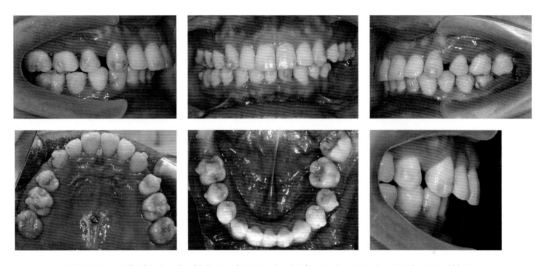

图4-68　右侧磨牙远中关系，26牙和27牙正锁合，14牙、24牙、32牙、47牙缺失。

3. 治疗计划

上颌腭中缝、上颌结节处种植钉配合隐形矫治压低伸长的26牙和27牙，下颌外斜线处种植钉配合隐形矫治改正36牙和37牙的舌倾（图4-69和图4-70）。

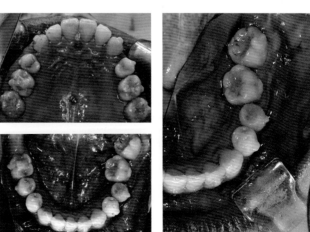
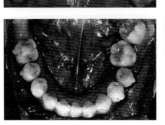

图4-69　上颌种植钉位于腭中缝和上颌结节，下颌种植钉位于外斜线。

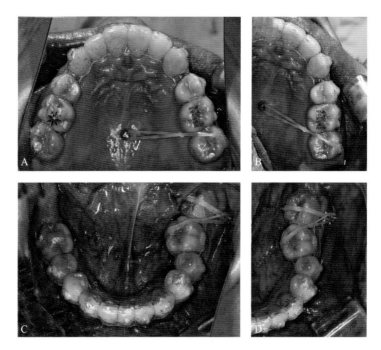

图4-70 种植钉牵引方式。A、B. 腭中缝处种植钉与上颌结节处种植钉之间放置橡皮圈，橡皮圈跨过牙套加力，压低伸长的26牙和27牙。C、D. 左侧外斜线处种植钉与36牙和37牙舌侧的舌钮之间放置橡皮圈，橡皮圈跨过牙套加力，改正36牙和37牙的舌倾，同时防止下颌磨牙直立后的伸长。

4. 治疗效果

经过磨牙与种植钉之间直接牵引，可见26牙和27牙明显压低，36牙和37牙的舌倾得到改正（图4-71和图4-72）。

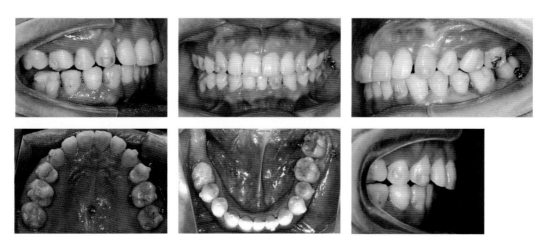

图4-71 26牙和27牙明显压低，36牙和37牙舌倾改正，咬合基本建立。

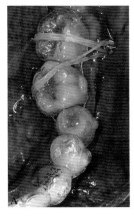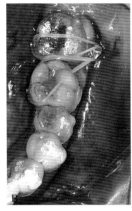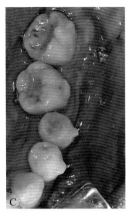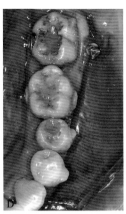

图4-72　A.治疗前佩戴矫治器的状态。B.治疗后佩戴矫治器的状态。C.治疗前未佩戴矫治器的状态。D.治疗后未佩戴矫治器的状态。治疗后可见36牙和37牙舌倾改正，牙弓的塌陷得到改善。

六、控制前牙转矩

病例展示

【病例】

1. 主诉

嘴凸5年余。

2. 检查

（1）12牙、22牙扭转。

（2）尖牙磨牙为安氏Ⅱ类关系。

（3）上颌前牙直立。

（4）覆𬌗覆盖正常（图4-73～图4-75）。

3. 治疗计划

拔除14牙、24牙、34牙、44牙，排齐整平牙列，上颌、下颌中度支抗内收前牙，

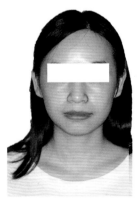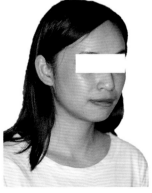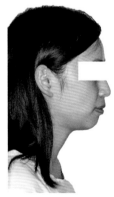

图4-73　患者治疗前面像，上、下唇位于E线前方，颏部不明显。

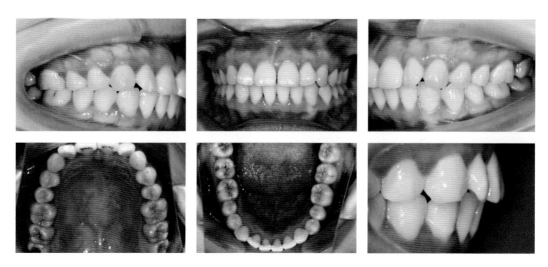

图4-74 治疗前口内像。尖牙磨牙为安氏Ⅱ类，上前牙直立、下前牙唇倾。

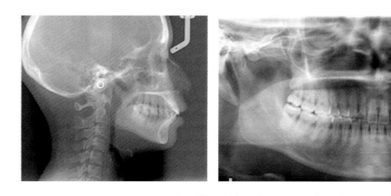

图4-75 治疗前侧位片、全景片。上前牙直立、下前牙唇倾。

排齐整平牙列，建立尖牙磨牙中性关系，前牙正常覆𬌗覆盖。

4. 治疗方案（图4-73～图7-75）

（1）拔除14牙、24牙、34牙、44牙，排齐整平牙列。

（2）上颌、下颌中度支抗内收前牙。

5. 治疗过程

（1）该患者治疗前尖牙磨牙为Ⅱ类关系，上前牙较直立、下前牙唇倾，直立的上颌前牙使得拔牙内收容易发生覆𬌗加深和转矩丧失。治疗过程中，当患者佩戴至24副时，出现上颌前牙舌倾和覆𬌗加深（图4-76）。

（2）为了控制前牙内收过程中的切牙转矩，在上颌中切牙牙根之间植入种植钉，用于控制前牙垂直向和转矩（图4-77）。

（3）生物力学分析：在内收前牙时隐形牙套利用牙套的回弹力量，施加内收力量于前牙牙冠，前牙会出现牙冠舌倾和伸长倾斜移动，在内收前牙时增加前牙种植钉，于前牙牙套腭侧之间佩戴橡皮圈，控制前牙转矩和压低（图4-78）。

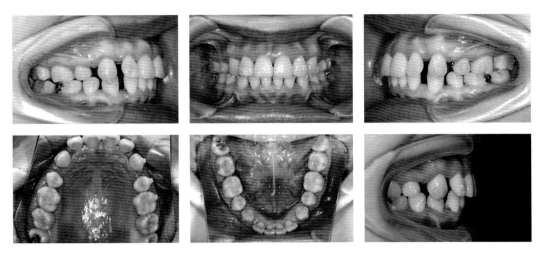

图4-76　关闭间隙过程中前牙覆𬌗加深，上前牙开始出现转矩丢失的趋势。

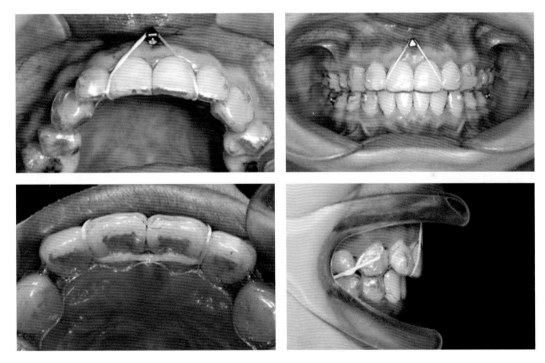

图4-77　图示上颌中切牙牙根之间种植钉通过橡皮圈和隐形牙套加力。种植钉与牙套腭侧精密切割之间佩戴橡皮圈，用于前牙的压低和转矩控制。

（4）植入种植钉辅助前牙内收过程中可以观察到前牙覆𬌗没有继续加深，第一套治疗完成后覆𬌗减小、前牙维持直立（图4-79和图4-80）。

6. 治疗效果

第一套牙套戴完后达到双侧尖磨牙中性关系，上、下前牙直立，覆𬌗正常，上、下唇位于E线后方。继续进行精细调整（图4-81～图4-84）。

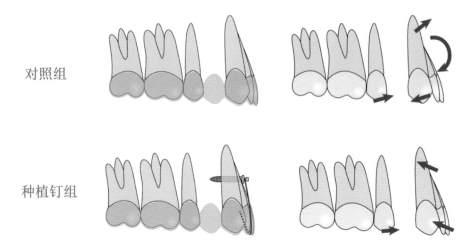

图4-78 前牙牙根之间种植钉对前牙内收过程中前牙的垂直向和转矩控制的生物力学示意图（该结果被笔者课题组隐形矫治生物力学研究结果所证实：Liu et al., Angle Orthod, 2021）。

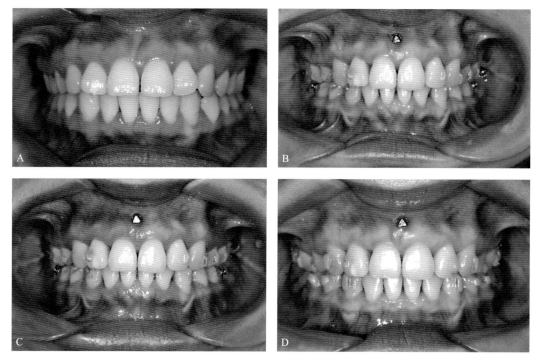

图4-79 治疗中口内正面像。A. 初诊照。B. 第28副，种植钉植入完成后。C. 第34副。D. 第44副。可见前牙在未植入种植钉前覆𬌗加深，植入后在种植钉辅助下没有继续舌倾、伸长，第一套治疗完成后覆𬌗减小。

7. 讨论

（1）前牙直立患者，拔牙内收容易出现转矩丧失。

（2）前牙牙根间种植钉可对隐形矫治前牙内收过程中前牙的垂直向和转矩进行控制。

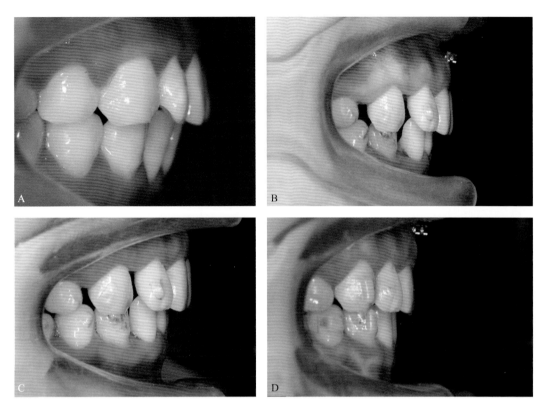

图4-80 治疗中覆𬌗覆盖。A～C. 分别为第28副、第34副和第44副牙套时拍摄。可见前牙在未植入种植钉前覆𬌗加深、伸长，植入后在种植钉辅助下没有继续舌倾、伸长。D. 第一套治疗完成后覆𬌗减小，前牙压低效果好。

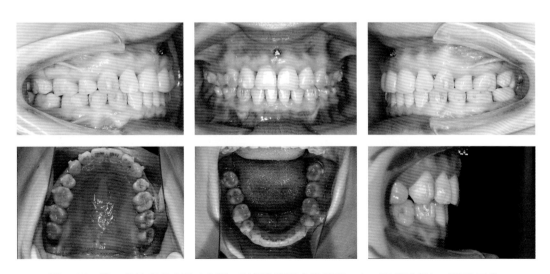

图4-81 第一套治疗完成后口内照。双侧尖磨牙中性关系，上、下前牙直立，覆𬌗正常。

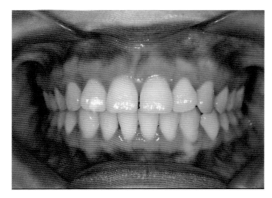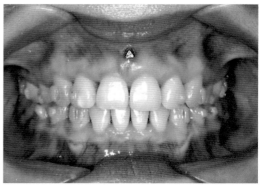

图4-82 治疗前与治疗后口内正面像对比。

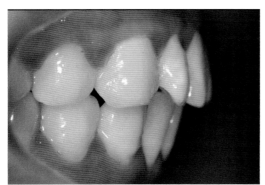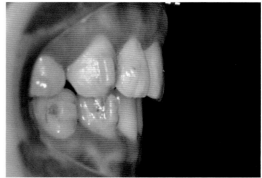

图4-83 治疗前与治疗后覆𬌗覆盖对比。

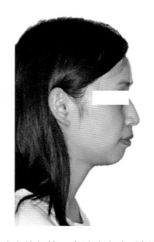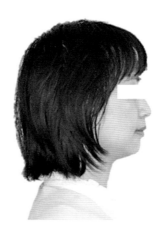

图4-84 治疗前与第一套治疗完成后侧貌变化。凸度改善，颏部与治疗前相比较明显。

第五章
微种植钉并发症的处理

虽然种植支抗的临床效果好，成功率高，但是在种植支抗植入过程和使用过程中仍然存在一些并发症。种植支抗常见的并发症主要包括：牙根接触、种植钉折断、种植钉周围软组织炎症和种植钉松动。

第一节　种植钉与牙根接触

牙根接触是在牙间区域植入种植支抗时常见的并发症之一，其发生率受医师经验、植入角度和位置、种植钉直径等一系列因素的影响。牙根接触的发生率据以往报道为9.30% ～ 47.69%。种植钉与牙根接触具体可表现为术中患者感到尖锐疼痛或不适，医师感觉阻力突然增大，且术后患者仍感受到持续的疼痛不适。因此，植入种植钉时局部麻醉药物不可注射过多，以便术者及时应对患者反馈。如果医师在植入后怀疑种植钉接触牙根，可进行影像学检查，以确认种植钉是否与牙根接触（图5-1）。

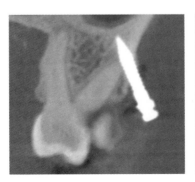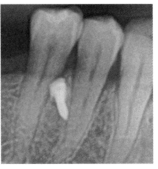

图5-1　种植钉与牙根接触的X线片。

种植钉和牙根接触或毗邻会引发一系列其他并发症，其中最可能影响种植钉的长期稳定性，增加种植钉脱落的风险。这是由于牙根接触在短期内会引起局部炎症，降低局部牙槽骨改建的能力和减小种植钉机械嵌合力。在这种初期稳定性不佳的情况下，另有研究证实长期的周期性的咬合应力会增加种植钉周围骨应力，加重周围骨吸收，从而逐渐增加种植钉的松动度。此外，种植钉接触牙根还会增加种植钉折断或骨折裂的风险，这可能是由于接触牙根的种植钉在植入过程中由于阻力较大而使用了较高的扭力。

牙根接触的发生率很大程度上取决于种植钉植入位置，而牙根间的近远中宽度是选择合适植入位置的最重要考虑因素。一般来说，从牙槽嵴越往根尖方向，牙根间宽度越大，但上颌距牙槽嵴 11 mm 以上和下颌距牙槽嵴 9 mm 以上分别是上颌窦和颏孔区域，且受限于操作难度，因此植入位置并不是越往根尖越好。下颌牙根间宽度一般较上颌更大，且上颌颊侧根间距离较腭侧大。就具体牙位而言，大多数观点认为上颌第二前磨牙和第一磨牙之间、下颌第一前磨牙和第二前磨牙之间是最安全的植入位置。

了解牙根接触后产生的组织学变化对于判断预后具有重大帮助。牙根接触的损伤程度可能波及牙周膜、牙骨质、牙本质、牙髓等不同深度组织。当发生接触的种植钉保留在原位时，周围的牙根组织大多会吸收。即使没有发生直接接触，毗邻种植钉的牙齿也往往会出现不平整的牙根表面和软组织炎症。但这一组织损伤是即时性的，并不会随着种植钉留在原位或负载的时间增加而加重。一旦牙根接触被解除，损伤部位的组织修复就以牙本质沉积的形式开始了，先是吸收陷窝出现明显的细胞性牙骨质，随后出现原有胶原纤维和新生纤维的重组。其他硬组织修复主要由牙槽骨内的成骨细胞介导，这些修复远比由成牙骨质细胞介导的牙根修复速度快。在种植钉仍与牙根保持接触的情况下，在未负载的种植钉周围也会出现沿着受损牙根表面的牙骨质修复，在种植钉-骨表面也会出现网状骨，但这种情况下的修复终究不如去除接触后的修复来得及时和彻底。另有一些异常修复情况值得注意，如牙本质的形成可能会导致牙周膜和骨重建的缺失、功能区域的骨变性、骨粘连等，这可能会影响牙移动。当种植钉侵入髓腔时，预后是不确切的，可能会引起牙髓坏死，且会导致较为严重的异常修复反应，如骨粘连和牙根吸收等。综合以上观点，牙根接触后的修复质量取决于种植钉造成损伤的程度，当损伤限于牙周膜、牙骨质甚至牙本质时，能产生几乎完全的组织修复；但当损伤深入髓腔时，牙周组织则很难完全修复，损伤牙髓也不可能再生（图 5-2）。

对于牙根接触，预防最重要，可从以下 4 个方面进行预防（图 5-3）：① 在植入种植支抗之前，术者应该仔细阅读根尖 X 线片或全景片，仔细评估牙根间间隙，尽量选择牙根之间空间足够的位点；若条件允许，可选择牙根外的区域植入，譬如上颌腭中缝区域、下颌颊棚区、外斜线等。② 局部麻醉药物注射不可过多，麻醉深度尽量不超过骨膜，以便患者对植入过程中出现牙根接触进行痛觉反馈。③ 植入前良好定位，植入过

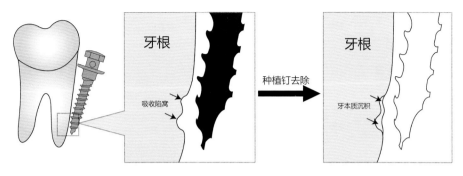

图5-2 牙根接触及种植钉去除后的组织学变化。

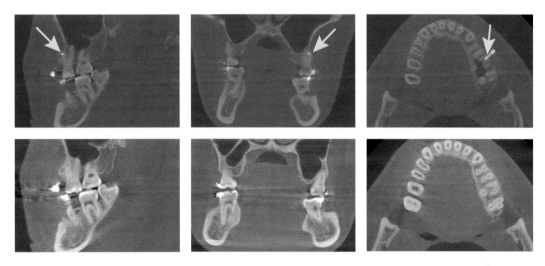

图5-3 一例牙根接触的转诊病例。种植钉取出后，患者定期随访，无明显自觉不适，6个月后CBCT
显示无明显根尖周低密度影像，恢复良好（上为牙根接触发生时，下为种植钉取出后6
个月）。

程中控制好种植钉进入角度，一般使种植钉斜向根尖方向；若遇到骨皮质过厚、阻力过
大的情况，可采用助攻式植入法，防止方向失控。④ 医师应及时应对患者反馈，感知
植入阻力。

　　当临床上确认发生了牙根接触后，应立即取出种植钉。如前所述可知，大多数牙根
接触的情况下，损伤部位会发生自发的组织修复，因此无须特殊处理。我们提出了一套
牙根接触的临床处理路径（图5-4）：当植入过程中阻力增大或植入后种植钉动度明显
因而怀疑发生牙根接触时，应先通过影像学检查确认。如果种植钉未侵入髓腔，则及时
取出种植钉，并消除𬌗干扰，待无不适症状后可继续正畸治疗；如果种植钉侵入髓腔，
则立即取出种植钉，消除𬌗干扰，随后定期监测牙髓活力。若经过一段时间监测后，
牙髓活力正常，且没有明显牙髓症状，则正畸治疗可继续；但如果出现牙髓症状，则需
根据牙体牙髓科医师的意见进行根管治疗或根尖手术，只有在症状完全消失后才能继续
正畸治疗。无论何种情况，治疗结束后的定期复诊都是必需的。

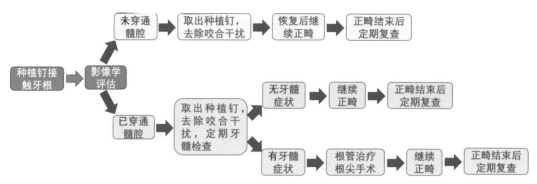

图5-4 牙根接触的临床处理路径。

第二节 种植钉折断

种植钉折断一般是由于施加扭力超出种植钉承受限度，在植入和取出时均可能发生，但总的来说发生率低，一般不超过1%。种植钉折断的同时对周围骨结构有不良影响，可能包括骨小梁的微小折裂、周围性微小出血、骨细胞和成骨细胞死亡导致的组织坏死，甚至骨吸收（图5-5）。

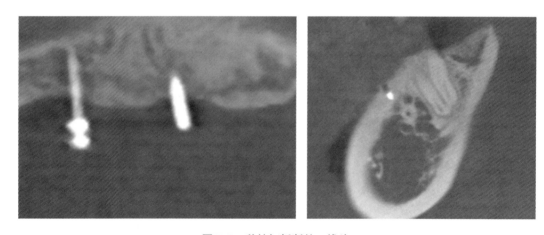

图5-5 种植钉折断的X线片。

种植钉折断的风险与操作者、种植钉、患者三方面相关。首先，医师的经验和操作技术是影响种植钉折断风险的最重要因素。在植入时使用过大扭力，速度过快，突然改变植入角度，都可能导致种植钉折断。其次，种植钉折断风险和种植钉本身的特性相关，比如种植钉材质、直径、长度、形状、表面处理等。钛及钛合金种植钉在牙膏等物质的作用下氧化物保护层被破坏，容易锈蚀，增加了折断的风险，氧化锆种植钉因其更不容易生锈，折裂风险更低。种植钉直径越小，对扭力的抗性越弱，一般种植钉的颈部和尖部区域最容易发生折断，因为这两个部位的直径相对小，扭力更加集中；种植钉长度越大，植入时扭力越大；螺纹深度和长度越大，则取出时阻力越大；直径、长度、螺纹形状这三种几何因素相互作用，都与种植钉折断风险有关。另外，种植钉表面越粗糙，则所需扭力越大，折断风险增高；重复使用的种植钉在尖部区域会产生微小磨损，再次使用时无法有效穿透骨皮质，因此也更容易折断。在患者方面，影响种植钉折断风险的因素主要是牙槽骨结构。骨皮质越厚，骨密度越高，则所需的植入扭力越大，折断风险越高。一般来说，上颌骨密度最高的区域是第一磨牙和第二磨牙之间的颊侧骨皮质（即颧牙槽嵴）和腭中缝的位置；在下颌，中线区域的骨皮质密度最低，越向磨牙后垫区域移动，则骨密度越高。因此，外斜线和下颌升支等区域是种植钉折断的高风险区域。

种植钉折断的发生可从以下几个方面预防：① 术前拍摄X线片和CBCT，注意不同的植入角度会影响穿透的骨皮质厚度，因此术前一定要仔细评估植入位点骨密度以及相应的进入角度。② 植入过程中保持方向稳定，必要时可辅助导板；不能突然改变植入方向，如需要，则缓慢小幅度改变角度。③ 植入时应该缓慢，并使用持续轻力，避免施加短暂、突然的集中力。④ 在外斜线等骨密度过大的区域植入种植钉可以提前预备骨皮质。⑤ 避免重复使用种植钉。

微种植体支抗折断后，根据实际临床情况可选择不同的处置方法。若某些折断的种植体可以用结扎丝延长后继续使用，则不必马上去除。大多数情况下，种植钉在头部和颈部处断裂，断端位于骨皮质或软组织外面，可视性好，此时可直接用种植手柄反方向旋出。若种植钉断端位于骨内，则去除折断种植体通常需要通过外科手段磨除种植体周围的骨组织，损伤较大，因此需小心避开重要的神经、血管及相邻牙根。若种植钉断端位于骨内较深位置，且留存体积小，则考虑到种植钉本身有较好的生物相容性，也可在获取患者知情同意后留在原处，避免过度的外科损伤（图5-6）。

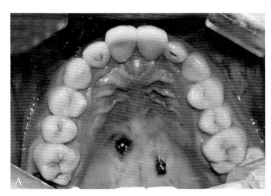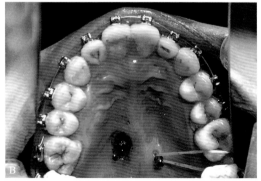

图5-6 种植钉折断的外科处理方法。A. 寻找折断部分。B. 去除种植钉周围牙槽骨。C. 挺松折断的种植钉。D. 取出折断种植钉。

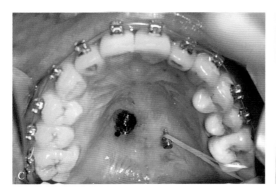
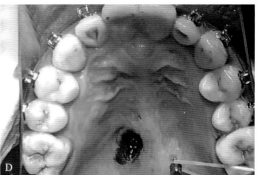

图 5-6（续）

第三节　种植钉周围软组织炎症

种植钉周围软组织炎是导致种植钉松动的主要原因，表现为种植钉头部周围软组织出血、肿胀、增生，甚至包绕覆盖种植钉。研究表明，种植钉周围软组织炎的发生率较高。

种植钉周围软组织炎发生的风险因素主要与患者相关，牙周病易感者、吸烟者、患有未良好控制的胰岛素依赖性糖尿病者往往更容易发生软组织炎症；局部因素中最重要的是口腔卫生，口腔卫生不良者因菌斑堆积引起软组织慢性炎症，进而导致种植钉松动率显著增加，因此需要患者有足够的配合度以维持良好口腔卫生。种植钉的植入位置也有一定影响，非角化黏膜较角化黏膜更容易发生炎症，种植钉应植入附着龈区域或腭部，避开系带，避免损伤邻近软组织；相比之下，植入牙槽黏膜的种植钉会显著激惹软组织，引起炎症。此外，开放式（种植钉头部暴露）较闭合式（种植钉头部被软组织覆盖）更容易发生炎症，因为闭合式中覆盖于种植钉上的软组织可作为抵御炎症的屏障（图 5-7）。

预防软组织周围炎症，最重要的是嘱咐患者注意口腔卫生，使用漱口水清洁，对于种植钉局部还可使用冲牙器高压冲洗，每日使用蘸有 0.1% 氯己定的小毛刷专门清洁；

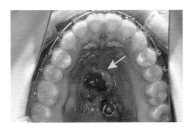
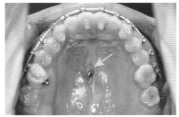
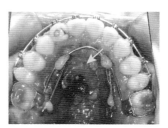

图 5-7　种植钉周围软组织炎症的表现。

另外，术者应尽量将植入部位选择远离活动的黏膜，可在一定程度上避免局部的软垢沉积，进而减小软组织周围炎发生的概率，在植入过程中要尽量减少对周围软组织的损伤。

当软组织炎症发生后，可用双氧水、氯己定和生理盐水交替进行局部冲洗，严重者可口服抗生素控制局部的急性炎症。当急性炎症控制后，可选择切除增生软组织（图5-8）。

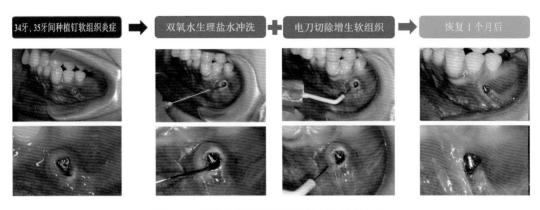

图5-8　种植支抗周围软组织炎症的处理方法。

第四节　种植钉松动

种植钉松动表现为种植钉不稳定，松动度较大而不能起到支抗作用，常发生于植入后的前2周内，这是导致种植钉失败的主要原因。种植钉松动发生率平均为14%左右，且不同植入位置的松动率各不相同，但目前研究数据尚无定论。种植钉松动最常见的后果是由于丧失支抗功能而延误治疗进度，如果是软组织炎症所致则伴有种植钉周围黏膜出血和疼痛，最严重的危害是患者误吞完全脱落的种植钉，这种情况也最为罕见。

种植钉松动的风险主要取决于操作因素，包括以下几点：① 骨皮质厚度。研究表明，骨皮质厚度在1 mm及以上时，能显著减少种植钉松动率；在过薄的骨皮质植入种植钉时，局部应力增强，可能导致牙槽骨的骨松质吸收。② 骨密度。种植钉靠机械嵌合行使绝对支抗作用，因此需要较高密度的骨松质。下颌骨密度大于上颌骨，后牙区骨密度大于前牙区，从牙槽嵴垂直向根尖方向骨密度相应增大。③ 植入扭力。由于高应力会造成周围骨损伤，表现为局部坏死和出血，因此植入时扭力越大，更容易导致种植钉松动。④ 植入位置。上、下颌骨的种植钉松动率孰高孰低尚无定论，上颌松动率更高的原因主要是骨密度较低，下颌松动率更高的可能原因包括下颌骨密度更高需要更大的植入扭力、植入时产生的过多热量造成骨损伤、下颌前庭更窄不利于种植钉的清洁。

上、下颌均为后牙区的种植钉松动率较前牙区显著更高。⑤ 负载时间。即刻负载较延迟负载的种植钉松动率更低，这可能是因为种植钉植入后立即负载可以激活植入区域的骨改建、增加矿化物质，进而增强种植钉稳定性。⑥ 负载力值。当种植钉上施加过大的作用力时，可能导致接触骨皮质的微损伤，同时破坏了种植钉与骨的机械嵌合，导致种植钉动度增加。⑦ 牙根接触。如前所述，牙根接触会显著降低种植钉的稳定性，大大增加种植钉松动率。

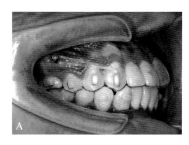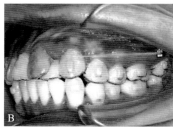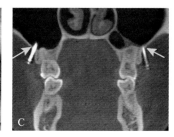

图5-9　A. 该患者为隐形矫治推磨牙向远中患者，双侧颧牙槽嵴植入种植钉用于推上颌磨牙向远中，治疗中发现患者右侧种植钉松动。B. 左侧种植钉稳定。C. 松动的种植钉被橡皮圈向近中牵引并发生位移。根据CBCT所示可能是右侧种植钉植入位点骨皮质过薄所致。

患者方面的风险因素尚值得商榷：① 年龄和性别。男性相较女性、成年人相对青少年有更厚的骨皮质和更高的骨密度，但现有的大量研究均表明年龄和性别与种植钉失败率并无关联。② 口腔卫生。如前所述，患者口腔卫生不良易引起种植钉周围软组织炎症，进而导致种植钉松动，然而目前针对口内和种植钉上致病菌的研究并未提示其与种植钉脱落率的相关性，说明不良口腔卫生并不是影响种植钉松动率的直接因素，而是通过引起软组织炎症进而导致种植钉松动的促进因素。③ 吸烟。吸烟是降低种植钉成功率的风险因素，重度吸烟者（超过10支/天）往往更容易发生种植钉周围软组织炎及骨丧失，因而有更高的种植钉失败率。

从种植钉本身性能而言，直径越大，螺纹越多，锥度越大，则机械嵌合面积越大，种植钉越稳定。但直径过大的种植钉在植入时需要更大扭力，可能造成更多骨结构的微损伤，导致种植钉松动。而在预先钻孔去除骨皮质后，则消除了大直径种植钉的负面影响。不过仍要注意的是，在使用直径较大的种植钉时，发生牙根接触的概率增加。

综合以上多种因素，预防种植钉松动可从以下几个方面考虑：① 保持良好口腔卫生，戒除吸烟习惯，避免种植钉周围软组织炎的发生。② 选择合适的植入位置。选择骨密度稍大、至少有1 mm以上骨皮质厚度的区域植入种植钉，植入点位于附着龈或腭部，倾斜植入以获得更多的种植钉-骨接触，术前仔细通过CBCT评估，避开牙根、上颌窦、神经管等结构。③ 选择合适的种植钉尺寸。一般种植钉直径不小于1.2 mm，当骨皮质较薄时，种植钉直径可适当增大；黏膜组织较厚时，选择长度更大的种植钉；锥形种植钉能更好地耐受即刻负载。④ 避免对种植体施加力量过大，引起其松动。在安放镍钛拉簧、更换链状橡皮圈时瞬间力量都可能过大，因此不需要频繁更换。

　　种植钉松动后的处理方式根据不同情况有以下几种：① 若种植钉松动不严重，可尝试在原位将种植钉重新拧紧；② 若种植钉严重松动甚至脱落，有三种选择：一是立即在原位置重新植入直径更大的种植钉，这种情况下要格外注意牙根接触的风险；二是等待2～3个月让伤口恢复到一定程度后，在原位置用同样型号的种植钉再次植入，也可将之前的单层骨皮质种植钉换为更长的双层骨皮质种植钉；三是立即在邻近位置植入新的种植钉。

参考文献

[1] Long H, Wu Z, Yan X, et al. An objective system for appraising clear aligner treatment difficulty: clear aligner treatment complexity assessment tool (CAT-CAT)[J]. BMC Oral Health, 2020, 20(1): 312.

[2] Lyu X, Guo J, Chen L,et al. Assessment of available sites for palatal orthodontic mini-implants through cone-beam computed tomography[J]. Angle Orthod, 2020, 90(4): 516–523.

[3] Liu L, Zhan Q, Zhou J, et al. Effectiveness of an anterior mini-screw in achieving incisor intrusion and palatal root torque for anterior retraction with clear aligners[J]. Angle Orthod, 2021, 91(6): 794–803.

[4] Zhou J, Hong H, Zhou H, et al. Orthodontic extraction of a high-risk impacted mandibular third molar contacting the inferior alveolar nerve, with the aid of a ramus mini-screw[J]. Quintessence Int, 2021, 52(6): 538–546.

[5] Zhang S, Wei X, Wang L, et al. Evaluation of Optimal Sites for the Insertion of Orthodontic Mini Implants at Mandibular Symphysis Region through Cone-Beam Computed Tomography[J]. Diagnostics, 2022, 12(2): 285.

[6] An JH, YI Kim, SS Kim, et al. Root proximity of miniscrews at a variety of maxillary and mandibular buccal sites: Reliability of panoramic radiography[J]. Angle Orthod, 2019, 89(4): 611–616.

[7] Gurdan Z, Szalma J. Evaluation of the success and complication rates of self-drilling orthodontic mini-implants[J]. Niger J Clin Pract, 2018, 21: 546–552.

[8] Hosein YK, Smith A, Dunning CE, et al. Insertion Torques of Self-Drilling Mini-Implants in Simulated Mandibular Bone: Assessment of Potential for Implant Fracture[J]. Int J Oral Maxillofac Implants, 2016, 31: e57–64.

[9] Dalla Rosa F, Burmann PF, Ruschel HC, et al. Evaluation of fracture torque resistance of orthodontic mini-implants[J]. Acta Odontol Latinoam, 2016, 29: 248−254.

[10] Yun SD, Choi SH, Cha JY, et al. Effects of recycling on the biomechanical characteristics of retrieved orthodontic miniscrews[J]. Korean J Orthod, 2017, 47: 238−247.

[11] Hergel CA, Acar YB, Ates M, et al. In-vitro evaluation of the effects of insertion and sterilization procedures on the mechanical and surface characteristics of mini screws[J]. Eur Oral Res, 2019, 53: 25−31.

[12] Almasoud NN, Tanneru N, Marei HF. Alveolar bone density and its clinical implication in the placement of dental implants and orthodontic mini-implants[J]. Saudi Med J, 2016, 37: 684−689.